アセスメントフローで学ぶ

パーソン・センタード・ケアに基づく

急性期病院の高齢者看護

鈴木みずえ
金盛琢也

日本看護協会出版会

　わが国の高齢化の進展は著しく、2020年10月1日現在の高齢化率は28.7%となっています。今後もさらに上昇を続け、団塊の世代が65歳以上となる2040年には、35.3%になると予測されています。一方、日本人の平均寿命は女性が87.45歳、男性が81.41歳（2019年）となっていますが、健康寿命（健康上の問題で日常生活が制限されることなく生活できる期間）は、平均寿命よりも男性は約9年、女性は約12年も短くなっています。そして、この期間が「要介護状態」の期間でもあるのです。

　老年期は"ライフサイクルの最終段階"として人生を統合する重要な時期でもありますが、加齢に伴う身体疾患や障害に向き合いながら、要介護状態の期間をできる限り短縮して毎日をよりよく生きることが、"その人"の人生全体のそのものの価値を高めるために非常に重要になっています。

　超高齢社会のわが国では、高齢者の入院者数もますます増加しています。高齢者は循環器疾患や脳血管障害など、さらに85歳以上の超高齢者は認知症と肺炎に加えて骨折と骨粗鬆症などの疾患をきっかけに入院することがあります。高齢者は身体疾患が複数並存することから、急性期病院への入院を繰り返しやすく、入院後もせん妄や認知機能の悪化、合併症などを引き起こしやすくなります。このため急性期病院での高齢者に対する治療継続やケア提供が困難になっていることも多いのです。

　また、平均在院期間は、近年の入院期間短縮の流れから平均16日となっていますが、平均在院期間が延長されたり、身体疾患が回復しても心身の機能の低下から退院後の介護施設への入居が増加しています。

　急性期病院では短期間での有効な治療効果が優先されるあまりに、クリティカルパスなど標準的なケアの実践が推奨されています。このプロセスに沿わない高齢者に対しては、ステレオタイプで「何もできない人、理解できない人」として捉えて、標準的な治療を優先させるために身体拘束が行われる傾向があります。治療やケアの選択に関しても、高齢者より家族の意思が優先されるなど、高齢者の意思や本人の状況に合わせた治療やケアが選択されにくい状況でもあります。

　パーソン・センタード・ケア（PCC）は、英国の臨床心理学者トム・キッドウッドが最初に提唱した「認知症ケアの理念」として知られています。認知症は加齢に関連した実行機能障害を主とした疾患でもあり、高齢者においても類似した症状は起こりやすく、パーソン・センタード・ケアは認知症だけではなく、高齢者すべてに活用することが可能です。

入院中の環境や生活は、私たちが予想する以上に高齢者の想いやニーズが置き去りになっており、高齢者の生活が脅かされる現状があります。本書の刊行は「パーソン・センタード・モデル、さらに心理的なニーズと身体疾患に関する専門知識を統合させて、高齢者の看護過程を展開する」というチャレンジでもあります。

　高齢者が身体疾患を持ちながらも適切な医療・ケアを受けて最期まで自分らしく人生の統合に向けて生き生きと生きること，自分の人生を受け止めて安らかな最期を迎えること、それが高齢者看護の目標でもあります。パーソン・センタード・ケアは、高齢者だけではなく、どのライフサイクルにおいても、さらにはケア提供者においても必要なケアでもあります。高齢者を"ひとりの人"として捉え、その人の人生の豊かさや現在の心身機能の状況を統合して「パーソン・センタード・ケアを基盤とした看護過程」を急性期病院で展開することは、単に高齢者看護実践の質向上だけではなく、医療全体の質向上につながります。

　本書では、急性期病院で高齢者が医療を受ける際、パーソン・センタード・ケアに基づく心理的ニーズを踏まえて、フィジカルアセスメントや身体疾患のせん妄などの専門知識を統合させて、本人の視点からアプローチする看護実践を構築しています。急性期病院の高齢者の視点で実践を展開している認知症看護認定看護師や老人看護専門看護師、さらには医師の皆様に執筆していただきました。そこには、これから高齢者看護の質向上に取り組もうと考えている方に向けての熱い思いやメッセージがあふれています。どうかお手に取っていただき、スタッフステーションに置いて、日々の看護実践にご活用いただければ幸いです。

　本書の執筆や制作に関わっていただいた皆様のご協力に深く感謝申し上げます。特に日本看護協会看護研修学校長の吉村浩美先生には、本書の企画・編集におきまして、多大なご協力をいただきましたこと、お礼申し上げます。

　2021年6月現在、新型コロナウイルス感染症の第4波の最中にあり、最前線の医療・福祉・介護現場でご活躍の看護職・介護職などの皆様は、対策のためにさまざまな緊張とご苦労の毎日であるかと思います。

　そのような状況の中でも本書に関する作業を継続していただきました皆様のご協力に深く感謝申し上げます。この状況が一日も早く解消され、平穏な日々が取り戻せるよう心から願っております。

2021年6月　　　　　　　　　　　編集・筆者を代表して　鈴木 みずえ

アセスメントフローで学ぶ

パーソン・センタード・ケアに基づく

急性期病院の高齢者看護

もくじ

[編集]

浜松医科大学医学部看護学科　　教授　鈴木 みずえ
臨床看護学講座 老年看護学　　講師　金盛 琢也

第3章 高齢者看護過程における アセスメントフローの活用

第4章 アセスメントフローを活用した 高齢者看護の実際

* 本書で紹介する事例は、問題の本質を変えない範囲でプライバシーが特定されないように配慮しています。
* 本誌では薬品名などの ® 記号は省略しています。

パーソン・センタード・ケアを基盤とした高齢者看護過程

"ひとりの人"としての高齢者の価値を急性期病院で認めることの重要性

浜松医科大学医学部看護学科臨床看護学講座 老年看護学　教授　**鈴木 みずえ** Mizue Suzuki

　ここでは、パーソン・センタード・ケア（PCC）の理念に基づいて、高齢者を"ひとりの人"として捉えることの重要性について説明する。特に、急性期病院は治療が優先されるあまりに高齢者の"人としての価値"が脅かされており、それによって生じる治療やケア上の課題（治療やケアの拒否など）を明確にする。

　パーソン・センタード・ケアにおいては、身体疾患のアセスメントとともに、「その人の価値を認めること」「その人の状況や想いを知ること」が最も重要である。価値を認め、想いを知ることで高齢者の自尊感情や自己効力感を高く保つためのサポートをすることができる。そして、高齢者の意欲が向上することで、治療への協力や本人の回復力にも大きく影響する。

　わが国の高齢化は著しく、総人口に占める高齢者人口の割合の推移をみると、1950年の4.9％以降、一貫して上昇が続いており、1985年に10％、2005年に20％を超え、2019年は28.4％となった。

　国立社会保障・人口問題研究所の推計によると、この割合は今後も上昇を続け、2025年には30.0％、第2次ベビーブーム期（1971〜1974年）に生まれた世代が65歳以上となる2040年には35.3％になると予測[1]されている。

　厚生労働省が行った2017年の患者調査では、調査対象期間（2017年9月1日〜30日）中に病院・一般診療所を退院した患者の推計数は、病院の入院患者1272万6000人のうち65歳以上は約73％の933万人、75歳以上は約53％の675万人[2]となっている。特に、内科系・外科系病棟の入院患者のほとんどは高齢者であり、現代の医療の質を規定する要因として、高齢者医療は重要な位置づけにある。

　高齢期は成人期の単なる延長ではない。身体疾患の理解だけに着目しても疾患は治癒する。しかし、治療に侵襲によって心身機能を悪化

図 1-1 認知機能の生理的老化と病的老化

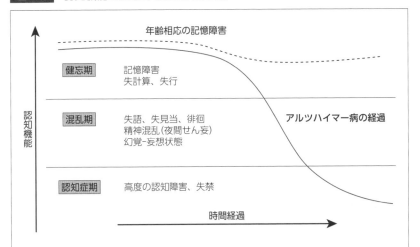

年齢相応の記憶障害（AAMI）が緩徐に進行するのに対し、アルツハイマー病では、ある時期から急激な認知機能の低下を認め、生活機能障害がみられれば認知症と診断される。ちなみに、単純記憶や判断速度などの流動性知能は加齢により低下するが、総合的判断能力である結晶性知能は高齢期までむしろ増加する

[出典] 秋下雅弘：老化の概念, 日本老年医学会編集, 老年医学系統講義テキスト, p.27, 2013.

させたり、要介護状態を引き起こすことなどが、高齢期特有の心身機能の特徴である。高齢者を長く生きてきた"ひとりの人"として捉えて私たちが理解し、その"人としての価値"を認めての支援を行い、生きる意欲を引き出すことが重要である。

⇒ 高齢期とは

　高齢期とはどのようなものだろうか。人生のライフサイクルにおいて人は成長発達し続ける存在でもある。特に 65 歳以降の高齢期における心身機能の成長・発達の変化は「加齢」または「老化」と呼ばれている。高齢期はポジティブな側面やライフサイクルの最終の段階であるが、人生の最後に自分の人生の意義や生き方を問う最も重要な時期でもある。「加齢」は生後から時間経過とともに人間に起こるポジティブ・ネガティブ両面も含めたプロセスであり、「老化」は成熟期以後の生存に不利な要介護状態や疾患などを引き起こす原因となっている。

(1) 生理的老化と病的老化

　特に認知機能の老化については、「生理的」老化と「病的」老化があ

り、それを示しているのが図1-1である[3]。高齢者の日常生活でよくみられる「年相応の物忘れ（記憶障害）」は生理的老化であるが、アルツハイマー型認知症の場合は病的老化であり、適切な対応が必要な疾患として専門的な治療やケアが求められる。

高齢者の場合、生理的老化と病的老化が曖昧な時期もある。特に後期高齢者は生理的老化の影響を受けやすく、身体疾患を数多く同時に罹患しやすい。さらに、歩行能力の低下から始まり、生活全般の介助が必要になり、要介護状態に陥りやすい状況にある。その結果、病的老化の兆候も多くなってくるのである。

(2) 高齢期の発達課題

高齢者は老化に伴う心身機能の低下を受け入れ、病気や障害で起こるさまざまな生命力の消耗を最小限にしながら老いに向き合い、日常の営みを続けて、加齢とともに成長・発達する存在でもある。さらに、高齢者は自律した生活を行ってきた"ひとりの人"であるが、「エイジング」という心身機能の低下・衰退・喪失と向き合い、それを受け入れながら人生を統合して次世代へとつないでいく人々である。

加齢はさまざま疾患を引き起こす。病気を予防し、病気による障害をできるだけ最小限にするとともに、生理的加齢をできるだけ予防し、病的加齢を引き起こさないように心身機能を維持することが高齢者の看護としては重要である。

さらに、高齢期はライフサイクルにおいては人生の最終段階として、心身の変化（加齢）を受容するとともに、それまで高齢者が生きてきた「人生の統合」を行う重要な時期なのである。しかし、高齢者は、加齢による心身の機能低下や社会的役割からの引退などから自分の存在を脅かされるような状況に直面している。

高齢期は多様性と個人差が著しい段階でもある。エリクソンの発達課題において、高齢期は「死に対する意識が高まって人生を回顧する時期」とされ、大きな世の中や人類の秩序や意味の伝承と、自分自身の人生を回顧して受け入れる自我の統合をする「英知」の時期でもあるが、「死」を徐々に受け入れる時期でもある。これらの「英知」を達成することができず、さまざまな心身の衰えや来るべき「死」に対する恐怖などのために絶望に陥る[4]。

エリクソンが提唱した発達課題の各段階を図1-2に示した。この発達課題は、人間が健全で幸福な発達をとげるために各段階で習得しておかなければならない課題である。しかし、次の発達段階に移行するために、それぞれの発達段階で習得しておくべき課題を習得できな

図1-2 エリクソンの発達課題

エリクソンの発達課題

	〈ポジティブな面〉	〈人間の強さ〉	〈ネガティブな面〉
高齢期	統合性	英知	絶望
成人期（後期）	生殖性	世話（ケア）	停滞
成人期（前期）	親密性	愛の能力	孤立
青年期	アイデンティティの確立	忠誠心	役割の拡散
学童期	勤勉感	的確意識	劣等感
幼児後期	主導性（積極性）	目的意識	罪責感
幼児前期	自立感	意思力	恥・疑惑
乳児	基本的信頼	希望	基本的不信

〈死〉
〈誕生〉

ライフタスク

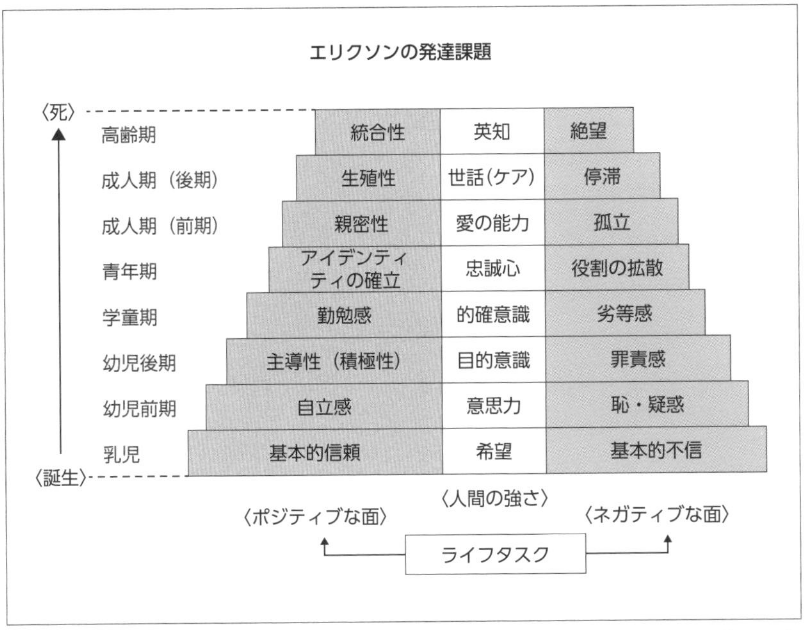

[出典] エリク・H・エリクソン，ジョーン・M・エリクソン：ライフサイクル、その完結【増補版】，
みすず書房，2001.

かったため、さまざまな苦悩を抱える高齢者もいる。

　このようにライフサイクルにおいては、幼児前期・幼児後期・学童期の発達課題の達成が青年期に、青年期の発達課題の達成が成人期に、そして成人期の発達課題の達成が高齢期の心理的状況に影響するものである。そして、高齢期の特性は、それぞれ個人の成人期までの社会活動や対人関係、生活様式といったライフスタイルが凝集されているものと捉えられる。

　発達課題において達成されていない課題が高齢者を「絶望」に導くことがある。特に「他者との関係性の喪失」などと関連して自己が存在する意味の消滅から生じる苦痛として感じられるときには「スピリチュアルペイン」[5] として、苦しむことがある。例えば、「自分の人生は挫折の連続だった」と思っても、「それでも家族や友人に恵まれた、よい人生であった」と振り返る人（英知）と、「自分の人生の失敗は受け入れ難く、やり直す時間も残っていない」と感じる人（絶望）に分かれるかと思う。

　この場合、過去の人生を振り返りながら、その意義を確かめるために、高齢者は誰かに話を聞いてもらうことも重要である。それは、その高齢者の「人生の統合」につながるからである。急性期病院では身体治療が目的であるが、急性期病院における高齢者の看護過程の展開

表 1-1 日本版老年的超越質問紙および改訂版（JGS・JGS-R）の下位因子と Tornstam の老年的超越の内容との対応

因子名	内容	Tornstam（2005）の内容
「ありがたさ」「おかげ」の認識	他者により支えられていることを認識し、他者への感謝の念が強まる	前の世代とのつながりの認識の変化（宇宙）
内向性	ひとりでいることのよい面を認識する。孤独感を感じにくい。肯定的態度でいられる	社会的関係の意味と重要性の変化（社会）
二元論からの脱却	善悪、生死、現在過去という対立的な概念の境界があいまいになる	経験に基づいた知恵の獲得（社会）
宗教的もしくはスピリチュアルな態度	神仏の存在や死後の世界など宗教的またはスピリチュアルな内容を認識する	生と死の認識の変化・神秘性に関する感受性の向上（宇宙）
社会的自己からの脱却	見栄や自己主張、自己のこだわりなど社会に向けての自己主張が低下する	社会的役割についての認識の変化・自己中心性の減少（社会・自己）
基本的で生得的な肯定感	肯定的な自己評価やポジティブな感情を持つ。生得的な欲求を肯定する	自我統合の発達（自己）
利他性	自分中心から他者を大切にするようになる	自己に対するこだわりの低下（自己）
無為自然	「考えない」「無理しない」といったあるがままの状態を受け入れるようになる	本研究でのオリジナルな内容

［出典］増井幸恵ほか：地域高齢者の精神的健康の縦断変化に及ぼす老年的超越の影響の検討 疾患罹患・死別イベントに対する緩衝効果に注目して(原著論文)，老年社会科学，41（3），p.247-258, 2019.

においても、この「人生の統合」を支えることも非常に重要な看護実践の1つになる。

（3）サクセスフル・エイジングと老年的超越

わが国では、高齢期になると社会における職業から離れ、これまで成し得なかった余暇活動や趣味、地域参加などを行い、新たなライフスタイルを獲得する場合がほとんどである。加齢に関わるさまざまな変化に対応し、うまく適応して、最適な発達がなされて人生を満足できる状態は「サクセスフル・エイジング」と言われ、「幸せな老後」「よき老後」とも言われている。

サクセスフル・エイジングの考え方[6]によると、「病気の予防」「高い認知能力と生活機能を維持する」「積極的な社会参加や社会貢献」の3つが達成されることがベストであるとされている。さらにたとえ疾病があっても障害の発生が低いこと、認知機能・身体機能が良好に保たれて他の人との交流や生産的活動、すなわち社会参加活動に関与することが特徴で、それにより「老化遅延や認知症の発症・進行などの遅延が推測される」[7]と言われており、サクセスフル・エイジングは加齢の理想的な姿でもある。

一方、「老年的超越」（gerotranscendence）は、後期高齢者が歩行

障害や活動性の低下がありながらも、長寿に対する満足感を高めることで、物質主義的で合理的な世界観から、宇宙的・超越的・非合理的な世界観への変化を指すとして、スウェーデンの社会学者ラルス・トルンスタムが1980年代に提唱した[8]。この考え方の背景には近現代社会の物質的・合理的なものへの追求からの解放がある。

　表1-1に増井ら[9]が開発した「日本版老年的超越質問紙および改訂版」を示した。老年的超越が高まると、心身機能の影響から交友範囲が狭くなっても他者とのつながりに対する意識が強くなり、「ありがたさ」「おかげ」の認識のような人間関係に対する満足度が高まる。そのため幸福感が維持されると考えられる。

　「老年的超越」は、物理的な環境や社会常識からの解放、そして時間および空間の意識の変化から生まれる。社会常識から解放されることで、見栄や自己のこだわりなどの自己主張が低下するため利他性が増大する。また、「時間・空間の意識の変化で、先祖・家族・友人などとのつながりを生き生きと感じるようになる」と言われている。このような特徴を有する老年的超越は、人生の満足感や生きる意味の獲得など〝幸福感〟と関係していることも明らかになった。

➡ 高齢期のスピリチュアリティと心理的ストレス

(1) 高齢期のスピリチュアリティ

　1998年、世界保健機関（WHO）が「健康の定義」改定案の検討[10]を行ったことをきっかけに「スピリチュアリティ」が注目されてきた。スピリチュアリティは宗教的基盤からもたらされた言葉であり、日本人には捉えにくい考え方であるが、生き方や人生観と深く関わり、人生の危機に直面するときに意識化されることから、緩和ケアの領域などで討議されてきた。

　高齢者にとってスピリチュアリティは重要な側面の1つであるが、あまり注目されてこなかった。しかし、スピリチュアリティは人間存在の核であり、1人ひとりの存在の核となる部分に位置し、生きることに意味を与える、極めて重要な領域と位置付けられている。

　高齢者のスピリチュアルな課題として、自分自身の人生の究極の意義を見つけることがある。そのためには、「喪失や障害を超越する」「最終的な意味を見つける」「希望を見いだす」「神や未知なるものに親しみを持つ」などを行いながら、人生の意味を追求していくのである。高齢期において、高齢者は乗り越えてきた人生における意味と自分の

存在を再確認するとともに、死に対する準備と命の永続性を得るために、スピリチュアリティを高めていくことになる[11]。

　高齢期は、心身機能の低下から、さまざまな機能の喪失の不安にさいなまれるために、スピリチュアルケアが最も必要な時期でもある。スピリチュアリティではどのようにその人が心身機能を喪失しながらも生きていく、意味を考えることが重要である。心身機能の喪失や障害を超越し、希望を見いだしていく——そのような心理的な支援が高齢者看護の重要な部分になるかと思う。

　さらに竹田らは、「高齢者のスピリチュアリティ健康尺度」を開発[12]した（表1-2）。高齢者の健康を支援する上で重要な概念として、「生きる意味・目的」「自己超越」「他者との調和」「よりどころ」「自然との融和」「死と死にゆくことへの態度」の6因子を「高齢者のスピリチュアリティ健康尺度」としている。

　同尺度は、高齢者の病気の回復にも影響を与える要因でもあり、急性期病院に入院中の高齢者の心理的な側面を理解する際にも参考になる。急性期病院では、これらの項目を実施できないことが多いと思われるが、スピリチュアリティを良好な状況に保つためのケア、生きる意欲を持ちつづけるためのケア（スピリチュアルケア）は必要になってくる。そのため入院中でも、高齢者の趣味などの生活習慣を継続し、日常生活の本人のニーズや価値観を満たすケアや意思決定に関する支援などを行うことが重要である。これは「高齢者のスピリチュアリティ健康尺度」の「生きる意味・目的」の下位尺度にある「日々の生活の中に、楽しみや生きる希望がある」につながる。入院生活で単なる安静時間が多すぎると、高齢者はフレイル（虚弱：23ページ参照）の状況に陥り、要介護状態になる。

(2) 高齢者の心理的ストレスと免疫機能

　高齢期にはさまざまな心理的なストレスに立ち向かうことになる。さらに高齢者は加齢に伴って免疫系の機能が低下し、感染抵抗性が低下していく。高齢者の健康を考えるときには「心理的な側面が身体面、特に免疫機能にも関係すること」を考慮する必要がある。

　免疫系は単なる生体防御系として働いているだけではなく、神経系・内分泌系と共にストレスに対抗するシステムとしても働いている。これら免疫系・神経系・内分泌系のいずれも老化とともに機能が低下するので、高齢者はストレスに脆弱になっている。

　ストレスによってもたらされたダメージからの回復も高齢者では一般的に遅い。図1-3に示したが、20～50歳代の免疫機能が良好な時

表1-2 高齢者のスピリチュアリティ健康尺度

生きる意味・目的
X1　年を重ねるごとに感謝の気持ちが深くなっている
X2　自分がこの世に生まれてきたことに、大きな意味がある
X3　日々の生活の中に、楽しみや生きる希望がある

自己超越
X4　自分と先祖や子孫とは結びついている
X5　自分は何か大きな見えない力によって生かされている
X6　亡くなった家族やご先祖様に支えられている

他者との調和
X7　どんな相手でもわけへだてなく受け入れようとしている
X8　心の深いところにある思いを他者と語り合う機会や場がある
X9　これまでの人生での出来事や思いを他者に語り、自分の人生の意味を再確認できたと感じることがある

よりどころ
X10　周囲の人々（家族や友人、知人など）との良好な人間関係を持つことで、心穏やかに生きている
X11　他者への思いやりや感謝の気持ちを持つことで、人間関係を円滑にしている
X12　大切な人との絆が生きていく上での支えになっている

自然との融和
X13　自然の中にいると、自分がその一部であり、そこから力を得ているという気がする
X14　自然の雄大さ、美しさに心を振るわせた経験がある
X15　美しい世界に触れることで、心が平和で豊かになる

死と死にゆくことへの態度
X16　いつお迎えが来ても大丈夫である
X17　生きることや死ぬことについて、日頃から家族で話し合っている
X18　死ぬまでに、心の奥底にある気がかりを解決していく

[出典] 竹田恵子, 太湯好子, 桐野匡史, 雲かおり, 金貞淑, 中嶋和夫：高齢者のスピリチュアリティ健康尺度の開発 妥当性と信頼性の検証, 日本保健科学学会誌, 10 (2), p.63-72, 2007.

期は罹患する疾患も少ないが、高齢期のように免疫機能が低下すると多様な疾患が増大してくる[13]。つまり、生理的なメカニズムからの視点においても、急性期病院で高齢者を"ひとりの人"として価値を認めることは、その人の尊厳の維持につながり、心理的ストレスを軽減させるのである。さらには、その人の生活における QOL の維持・向上につながり、それにより免疫機能を回復させ、さまざまな疾患からの回復につながる。

高齢者のための看護を展開するためのパーソン・センタード・ケアとVIPS

　ここまで、高齢者を"ひとりの人"として尊重する必要性を理解するために、「心身の加齢の側面」「発達課題」「サクセスフル・エイジ

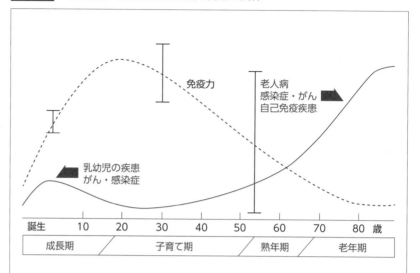

図 1-3　免疫機能の加齢変化と疾病の発生の関係

免疫力

老人病
感染症・がん
自己免疫疾患

乳幼児の疾患
がん・感染症

誕生　10　20　30　40　50　60　70　80　歳

成長期　　子育て期　　熟年期　　老年期

　獲得免疫の機能は新生児期に環境中の病原菌を含む無数の抗原にさらされて発達し、10歳から20歳の間にピークを迎える。20歳を過ぎると、早くも免疫機能は低下し始め、40歳代でピーク時の半分、70歳代になると10分の1に減弱する人もいる。この免疫力の低下に伴い、感染症・がん・自己免疫疾患が増加する。しかし、免疫力の加齢変化は、グラフの縦の棒で示すように個体差が大きく、その幅も加齢とともに増加する

[出典]廣川勝昱：高齢者へのインフルエンザワクチンと肺炎球菌ワクチンのすすめ，高齢者の免疫機能について，日本臨床内科医会会誌，32（1），p.11-14, 2017.

ング」「老年的超越」「スピリチュアリティ」「心理的ストレスと免疫機能」などについて説明してきた。そして、それらを考慮した看護実践に「パーソン・センタード・ケア」（PCC）を用いる。

　パーソン・センタード・ケアは、「年齢や健康状態にかかわらず、全ての人々に価値があることを認めて尊重し、1人ひとりの個性に応じた取り組みを行い、その人の視点を重視する"人間関係の重要性"を強調したケア」14)のことである。

　特に、キットウッド（Tom Kitwood）*1が提唱したパーソン・センタード・ケアは、認知症に着目した理念ではあるが、加齢に関連して、どの高齢者も加齢にともなって認知機能が低下傾向にあるため、高齢者の心理的ニーズなどにおいて本書で活用していきたいと思う。

　パーソン・センタード・ケアについて、さらに具体的に理解するために、ブルッカー（Dawn Brooker）*2の提示した4要素（VIPS）を表1-3に示した。

　パーソン・センタード・ケアにおいては、まず「V（Valuing people）：人々の価値を認める」こと、"ひとりの人"としての価値を

＊1　キットウッド
　トム・キットウッド。イギリスの臨床心理学者。自然科学や神学を修めた後に老年心理学の教授となり、1980年代末の英国で「パーソン・センタード・ケア」を提唱した。

＊2　ブルッカー
　ドーン・ブルッカー。イギリスの認知症実践研究者。ブラッドフォード大学でキットウッド教授の率いる認知症ケア研究グループに属していた。

表1-3	パーソン・センタード・ケア（PCC）の4要素 VIPS

PCC（パーソン・センタード・ケア）
＝ V（Valuing people）人々の価値を認める
＋ I（Individualized care）個人の独自性を尊重する
＋ P（Personal perspective）その人の視点に立つ
＋ S（Social environment）相互に支え合う社会的環境を提供する

[出典] ドーン・ブルッカー著，水野裕監修：VIPSですすめるパーソン・センタード・ケア，クリエイツかもがわ，p.19，2010. を改変

認めることを重視している。

　次に、高齢者のニーズは変化するため「I（Individualized care）：個人の独自性を尊重する」アプローチが重要であり、それが実践の際には個別のケアプランにつながる。

　さらに、"その人"の行動を理解するためには「P（Personal perspective）：その人の視点に立つ」必要がある。高齢者が、どのような体験をしているのかはなかなかわかりにくい状況であるからこそ、私たちは本人の意思を確認したり、さまざまな障害のある高齢者の暮らしや心理的ストレスを想像しなければならない。

　そして、"ひとりの人"として尊重されるとはいえ、単に高齢者がケアされる立場ではなく、ケアする人もお互いに支え合う人間関係をつくること、つまり「S（Social environment）：相互に支え合う社会的環境を提供する」ことで、真に高齢者の人生の統合が促進すると考えられる。

　これらのパーソン・センタード・ケアを用いた看護過程の展開について、本書では解説する。

⇒ 本書における高齢者の捉え方 ４つの視点とモデルとなるケース

　急性期病院で高齢者を"ひとりの人"として価値を認めることの重要性を踏まえて、本書では、高齢者の捉え方を4つの視点で整理していく。以下に、具体的なケースを含めて解説する。

（1）"その人"は独自の長い人生のプロセスをもつ唯一無二の人である

　高齢者は、1人ひとり、"その人"ならではの生きてきた歴史を持ち、それによって培われた信念・価値観と、生活習慣や長年にわたる知識・知恵・経験の集積をもっているため、それぞれが持つ人としての

尊厳を大切にしなければならない。高齢者は社会のエイジズムにより、今後への不安があり、自信を喪失している。特にパーソン・センタード・ケアを用いて、"ひとりの人"としての価値を認めることが何よりも重要である。それぞれの"ひとりの人"としての人間性の回復が心身の回復につながる。

Case1

【Aさん／88歳女性】

　脱水で意識障害のために緊急入院したAさん、認知症はないが、難聴があり、話がわかりづらい。何を聴いても「大丈夫」と言う。そこで、家族が同伴していても、本人の話をまず聞いてみるようにする。さらに苗字ではなく、名前の「Aさん」と呼ぶことも大切である。

　記憶があいまいでも「痛いか、痛くないか」を聞いたり、痛いところを指さしてもらうなど、本人に"表現"してもらう。アイコンタクトやジェスチャーなどを用いた会話をしながら、昔の輝いていたころの仕事の話を積極的に聞くことで、Aさんは徐々に生きてきた人生を肯定的に受け止めることになった。

　Aさんのように、難聴や視力障害からコミュニケーション機能が低下して、不安や苦悩を抱えている場合も多く、自分の気持ちを表現することに戸惑いを感じ、症状を言葉で訴えられない高齢者は多い。高齢者は人と人との心の交流がないと自分の気持ちを伝えることができない人もいる。Aさんのケースでは、前述した会話を実践することで、看護師との人間関係が深まって心も開き、自分の症状を表情や動作で訴えられるようになって、看護師も訴えを理解できるようになった。

(2) 高齢者は自立と依存のバランス状態にあり、バランスが保たれていると安定しているが、いったん崩れることで心身の衰退のプロセスが促進されやすく、予防の視点が重要である

　高齢者は、病気や障害などにより、生活の一部を周囲の人に依存して生活を維持しなければならないことが多くなってくる。バランスを保ちながら生活していても、やがて心身の機能は徐々に機能衰退するプロセスにあり、身体的・心理的・社会的な機能の低下を来す。バランスを崩すきっかけとしては、転倒・骨折、摂食障害、睡眠障害、脱水などがある。

【Bさん／85歳女性】

Bさんは、80歳以降、歩行機能がやや低下して遠出はできなくなったが、近所のスーパー等で買い物をするなどして、なんとか1人暮らしを継続してきた。

85歳以降、食事がむせやすくなったと感じていたが、ある日、熱発して誤嚥性肺炎で入院した。発熱や呼吸状態が悪化していたために1週間、安静臥床していたが、ふらついてトイレ動作の際に便器からずり落ちてしまった。Bさんは立ち上がることができず、トイレに行った他の患者の通報で発見された。

Bさんは、その後、痛みと「また転ぶのではないか」と思い、動かなくなり、寝たきり状態になってしまった。今後、起こり得ることを予測して、転倒・骨折、摂食障害などを事前に予防することが、高齢者の心身機能の維持・向上において重要である。

(3) 高齢者は病気や障害に向き合いながら、"その人"としての「人生の統合」を行うプロセスにある

高齢者は、加齢に伴う病気や障害による心身機能の低下に対する戸惑い・不安・後悔などを感じている。しかし、それを乗り越え、自らの老いとともに生きるのが老年期であり、「人生の統合」を行うプロセスにあるといえる。

【Cさん／90歳男性】

Cさんは、重度な認知症で、最近、食事が食べられなくなってしまった。家族に経管栄養について説明すると、Cさんが元気な頃に「食べられなくなったときは何もしない」との意思を示していたことが確認できた。今回も家族が本人に再度確認すると、同じく「何もしない」と自分の意思表示をしっかりと示した。そのため、家族間でも意思を共有でき、「経管栄養をしないこと」を迷うことなく全て受け入れた。

今、Cさんは誤嚥性肺炎を起こしている状況ではあるが、口から食べられている。このまま在宅生活を継続する予定である。家族は、最初は「何もしない」ことに驚いていたが、元気なときから常に自分の信念で生活していたことなど、Cさんと共に話し合いを繰り返して、本人の意思を尊重するようにした。そして、看

取りを終えた家族は「迷いは多かったけれど、本人の意思を尊重
できてよかった」と話した。

（4）高齢者は入院生活においても、高齢者にとって意義のある生活を送り、「人生の統合」を支えるケアが必要である

　高齢者が入院生活で不安や孤独を感じることがないように、病院の
入院生活を意義のある時間として送ることができるように、1日のスケジュールの中に楽しみや生きる希望を感じる時間を、少しでもケアとして組み入れると心身の回復も早まる。入院生活においても高齢者にとって意義のある活動、長年行ってきた趣味や人生の回想に関する話をして、人生を振り返って肯定的な受け止めをしたり、「人生の統合」を支えるケアをすることが必要である。

Case4

【Dさん／75歳女性】

　誤嚥性肺炎で入院、熱発は落ち着いたが、下肢筋力が低下したためにリハビリテーションを実施していた。歩行機能を確保して自宅に戻るためのリハビリテーションであるが、Dさんは「私はダメな人なの。できないわ」と話していた。

　Dさんは、若い頃から編み物が得意で、最近も孫に靴下を編んで喜ばれたことを家族が思い出し、毛糸を持参すると編み物をするようになった。長年、自宅で家族の世話をして過ごしていたDさんは、入院して他の人からケアを受ける立場になってしまったことに困惑しており、「人の役に立ちたい」と感じていた。そこで、忙しい看護師のためにと小物入れを作成してはプレゼントしてくれた。「ありがとうございます。素敵ですね」という看護師の言葉でDさんは自信がついた様子であった。

　今、Dさんから「自分はダメな人」という言葉は少しずつなくなって、リハビリテーションも意欲的に行うようになった。

◉ 5つのstepによる「アセスメントフロー」

　本書では「パーソン・センタード・ケアに基づく急性期病院の高齢者看護」を考えていく上で、図1-4の「5つのstepによるアセスメントフロー」を使う。次項1-2からこのフローに沿って解説を進めるので、ここでは最も基本的な流れを確認しておいてほしい。

図 1-4 5つの step による「アセスメントフロー」

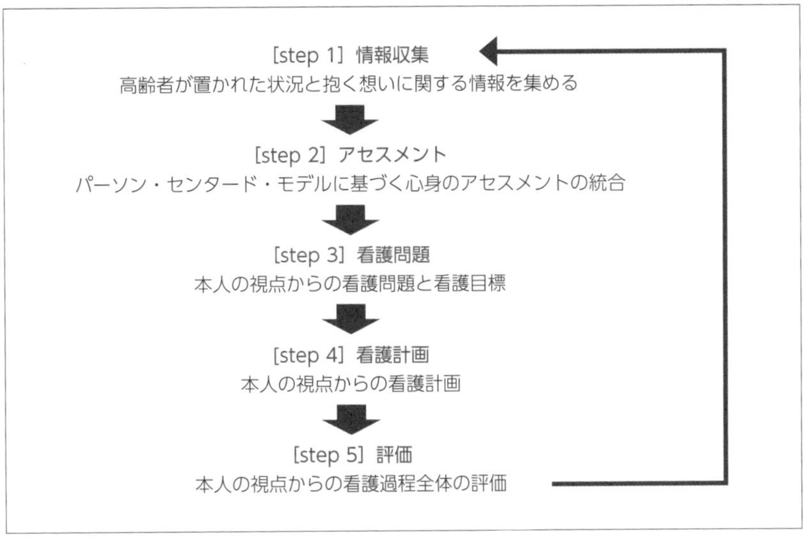

[step 1] 情報収集
高齢者が置かれた状況と抱く想いに関する情報を集める

[step 2] アセスメント
パーソン・センタード・モデルに基づく心身のアセスメントの統合

[step 3] 看護問題
本人の視点からの看護問題と看護目標

[step 4] 看護計画
本人の視点からの看護計画

[step 5] 評価
本人の視点からの看護過程全体の評価

【引用文献】

1）内閣府：令和2年版高齢社会白書（全体版）
https://www8.cao.go.jp/kourei/whitepaper/w-2020/zenbun/02pdf_index.html
2）厚生労働省　平成29年（2017）患者調査の概況
https://www.mhlw.go.jp/toukei/saikin/hw/kanja/17/index.html
3）秋下雅弘：老化の概念，日本老年医学会編，老年医学系統講義テキスト，西村書店，p.27，2013.
4）エリク・H・エリクソン，ジョーン・M・エリクソン，ヘレン・Q・キヴニック：老年期 生き生きしたかかわりあい，みすず書房，1997.
5）村田久行：終末期がん患者のスピリチュアルペインとそのケア：アセスメントとケアのための概念的枠組みの構築，緩和医療学，5(2),p.61-69，2003.
6）Rowe,J. W., Kahn, R. L.：Successful Aging, A, Dell Trade Paperback, New York, 1998.
7）芳賀博：住民主体の社会参加を通じた健康なまちづくり，生きがい研究，24，p.4‐19，2018.
8）Tornstam L：Gero-transcendence; A Meta-theoretical Reformulation of the Disengagement Theory，Aging:Clinical and Experimental Research, 1(1)，p. 55-63，1989.
9）増井幸恵，権藤恭之，中川威，小川まどか，石岡良子，稲垣宏樹，蔡羽淳，安元佐織，栗延孟，小野口航，高山緑，新井康通，池邉一典，神出計，石崎達郎：地域高齢者の精神的健康の縦断変化に及ぼす老年的超越の影響の検討 疾患罹患・死別イベントに対する緩衝効果に注目して（原著論文），老年社会科学，41（3），p.247-258，2019.
10）厚生労働省資料：WHO憲章における「健康」の定義の改正案について
https://www.mhlw.go.jp/www1/houdou/1103/h0319-1_6.html
11）エリザベス・マッキンレー，コリン・トレヴィット原著，遠藤英俊ほか監修：認知症のスピリチュアルケア こころのワークブック，新興医学出版社，p.8，2010.
12）竹田 恵子，太湯 好子，桐野 匡史，雲 かおり，金 貞淑，中嶋 和夫，高齢者のスピリチュアリティ健康尺度の開発 妥当性と信頼性の検証，，日本保健科学学会誌 (1880-0211)10巻2号 Page63-72(2007.09)
13）廣川勝昱：高齢者へのインフルエンザワクチンと肺炎球菌ワクチンのすすめ】高齢者の免疫機能について，日本臨床内科医会会誌，32（1），p.11-14，2017.
14）水野裕監訳，ブラッドフォード大学認知症ケア研究グループ：DCM（認知症ケアマッピング）理念と実践，認知症介護研究・研修大府センター，2011.

1-1

〝ひとりの人〟としての高齢者の価値を急性期病院で認めることの重要性

高齢者が置かれた状況と抱く想いに関する「情報」を集める

鈴木 みずえ Mizue Suzuki

　前項 1-1 で概説した「高齢者を"ひとりの人"として認めること」を実現するために役立つのが「パーソン・センタード・ケア」(PCC) の考え方である。本書では PCC を実践するために「5 つの step によるアセスメントフロー」を用いる（全体の流れは 21、84 ページ参照）。その中でも特に重要なのが、step1 の「情報収集」と step2 の「アセスメント」である。ここでは、「情報収集」について詳細に解説する。

　　1-1 において「パーソン・センタード・ケア」(PCC) は、全ての高齢者に適応するものであると述べた。しかし、急性期病院では医療安全面の管理に追われ、PCC が大切にする"その人"の個別性を踏まえた評価や対応をしたくても困難な状況にある。

　　急性期病院では、高齢者本人よりも先に家族の同意を得て治療や療養上の決定をすることが少なくない。医療者の一部には、「病院に来たら疾患の治療を優先させなくてはならない。そのためには一時的に尊厳が損なわれても仕方がない」という思い込みがあり、さらに、高齢者が認知症と診断されると「同意能力が不十分」とみなされ、本人の意向や本人が持つ他の力までも軽視されたり無視されたりする。

　　高齢者に必要なのは、認知機能の維持、せん妄の遷延・予防、不安の軽減、自尊心を高めるケアであり、高齢者においても PCC を活用することで、私たちの看護を"高齢者の視点"で展開することができ、とても有効である。

　　本項 1-2 では、急性期病院において PCC を活用するために、特に重要になる患者についての「情報収集」について詳説する。「情報収集」は本書で事例を整理する「5 つの step によるアセスメントフロー」の step1 の段階である。

図 1-5　入院によって引き起こされる入院関連機能障害

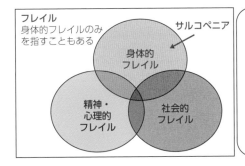

フレイル＝（加齢に伴い）筋力や心身の活力が低下した状態
日本老年医学会が高齢者の「虚弱：frailty」を「フレイル」と提唱（2014年5月）[1]
高齢化にともなう筋力の低下などの身体的問題、認知機能障害やうつなどの精神・心理的問題、
独居や経済的困窮などの社会的問題を含む包括的な虚弱の概念

フレイル
身体的フレイルのみ
を指すこともある

サルコペニア

身体的
フレイル

精神・
心理的
フレイル

社会的
フレイル

身体的フレイルの評価方法
（CHS index）[2]
①筋力の低下（握力）
②活動量の低下（不活発）
③歩行速度の低下
④疲労感
⑤体重減少
- - - - - - - - - - - - - - - -
3つ以上に該当→フレイル
1つまたは2つに該当→プレフレイル
まったく該当しない→健常高齢者

［出典］日本老年医学会：フレイルに関する日本老年医学会からのステートメント　1)
　　　　https://www.jpn-geriat-soc.or.jp/info/topics/pdf/20140513_01_01.pdf
　　　　Fried LP, Tangen CM, Walston J, et al. Frailty in older adults: Evidence for phenotype. J Gerentol A
　　　　Biol Sci Med Sci. 2001;564(3):146-156.　2)

⇒ 急性期病院で高齢者が置かれた状況と　その影響を考える

　突然の入院によって、高齢者の環境は大きく変わる。その結果、高齢者の心身の両側面に影響を与える。そのため、入院時には「本人（高齢者）が置かれた状況：身体面の把握」として、バイタルサインや診断名、検査結果、治療内容、本人の表情・動作などの客観的な状況について情報を収集して整理する必要がある。そのような中で、特に注意しておきたい2つのポイントを提示する。

（1）入院中に起きやすい「フレイル」

　「フレイル」（frailty）は日本老年医学会で提唱された老年期の特徴を示した概念であり、高齢期に生理的予備能が低下することでストレスに対する脆弱性が亢進し、生活機能障害、要介護状態、死亡などの転帰に陥りやすい状態になることである[1]。「虚弱」とも訳されており、わかりやすく言えば、**図 1-5** のように要介護状態の前段階の状態のことである。加齢に伴う身体的問題を主に、精神・心理的問題、社会的問題を含む包括的な高齢者の虚弱の概念であり、入院生活する高齢者ではフレイルにある高齢者が多いことが予測される。

　疾患の治療後にフレイル状態が続くと、生活の質を落とすだけでなく、さまざまな合併症を引き起こす危険がある。フレイルは、早く介

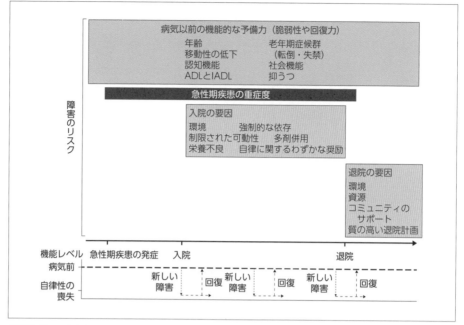

図1-6　入院関連機能障害の発生の関連要因機能障害

病気以前の機能的な予備力（脆弱性や回復力）
年齢　　　　　　　　老年期症候群
移動性の低下　　　　（転倒・失禁）
認知機能　　　　　　社会機能
ADLとIADL　　　　抑うつ

急性期疾患の重症度

入院の要因
環境　　　　　強制的な依存
制限された可動性　多剤併用
栄養不良　　　自律に関するわずかな奨励

退院の要因
環境
資源
コミュニティの
サポート
質の高い退院計画

障害のリスク

機能レベル　急性期疾患の発症　入院　　　　　　　　退院
病気前
自律性の喪失　　新しい障害　回復　新しい障害　回復　新しい障害　回復

［出典］Kenneth E Covinsky, Edgar Pierluissi, C Bree Johnston：Hospitalization-associated disability: "She was probably able to ambulate, but I'm not sure", 2011 Oct 26;306（16）:1782-93. doi: 10.1001/jama.2011.1556.　3)

入して対策を行えば元の健常な状態に戻る可能性があるので、急性期病院においては高齢者が置かれた状況を、常に本人の視点で、本人がどのように感じているかを深く考えておく必要がある。

(2) 入院によって引き起こされる「入院関連機能障害」

　高齢者の場合、入院によって引き起こされる「入院関連機能障害」にも注意したい。具体的には、認知機能・移動能力の低下である。高齢者が入院によって廃用性症候群を来すことは知られていたが、特に、「入院での安静臥床」を主たる原因とする場合に限り、「入院関連機能障害」（HAD：hospitalization-associated disability）と言われている。

　「HADは、全入院患者の30 ～ 40%以上に発症する」と報告され、HADの発症が患者の生活レベルを低下させ、結果として在院日数の延長につながる。さらにHADを起こした高齢者が、退院して1年以内に生活機能を戻す確率は30%程度といわれている。[3] 特に、肺炎、急性心不全、尿路感染、血液疾患、悪性腫瘍などの疾患では、症状が悪化するとしばらく「安静」が必要になりやすく、結果としてHADになるリスクが他の疾患より高い。図1-6に示したように、HADのリスクとして、**年齢（高齢）、移動性の低下（歩行障害）、認知機能の**

図1-7　高齢者の潜在的なニーズ

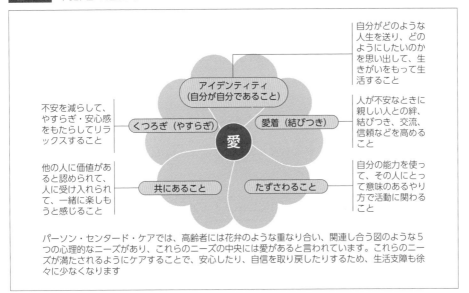

自分がどのような人生を送り、どのようにしたいのかを思い出して、生きがいをもって生活すること

不安を減らして、やすらぎ・安心感をもたらしてリラックスすること

人が不安なときに親しい人との絆、結びつき、交流、信頼などを高めること

他の人に価値があると認められて、人に受け入れられて、一緒に楽しもうと感じること

自分の能力を使って、その人にとって意味のあるやり方で活動に関わること

アイデンティティ（自分が自分であること）

くつろぎ（やすらぎ）

愛着（結びつき）

愛

共にあること

たずさわること

パーソン・センタード・ケアでは、高齢者には花弁のような重なり合い、関連し合う図のような5つの心理的なニーズがあり、これらのニーズの中央には愛があると言われています。これらのニーズが満たされるようにケアすることで、安心したり、自信を取り戻したりするため、生活支障も徐々に少なくなります

［出典］水野裕監訳，ブラッドフォード大学認知症ケア研究グループ：DCM（認知症ケアマッピング）理念と実践，認知症介護研究・研修大府センター，2011．4)

低下、抑うつなどが挙げられる。

　フレイルのある高齢者は入院することで、身体疾患が回復しても、HADを引き起こし、認知機能・移動能力が低下して要介護状態に陥る可能性が高くなる。急性期病院では、単に病気の回復だけではなく、退院後の生活も踏まえて、高齢者が入院時と同じADLや認知機能で退院できることを目標に、身体治療だけではなく、心身の機能も含めた患者の回復をめざしていかなければならない。

➡ 高齢者に潜在している「心理的ニーズ」を把握する

(1) 身体側面と同様に大切な高齢者の「心理的ニーズ」

　PCCでは「パーソンフッド*¹を維持することが大切である」とされている。高齢者が、自分が周囲から受け入れられ、尊重されていると"実感"することが重要で、それを表しているのが図1-7である。中心にある「愛」を5つの心理的ニーズが囲んでいるこの図は、PCCを学ぶ上で重要な概念となっている。

　高齢者に対して常に関心を持ち、「なぜ、そのような行動をとるのだろう……」と、"その人"の言動がいつも気にかかる、あるいは

＊1　パーソンフッド

　キットウッドは「"ひとりの人"として、周囲の人や社会との関わりをもち、受け入れられ、尊重され、それを"実感"している。その人のありさまを示す。人として、相手の気持ちを大事にし、尊敬しあうこと。互いに思いやり、寄り添い、信頼しあう、相互関係を含む概念」と定義している。

"その人"のことを深く思って大切にする——そんな人と人とのつながりを大切にする気持ちが、図の中心にある「愛」なのである。その気持ちがあれば、5つの心理的ニーズを把握できるようになる。そして、「患者－看護師」役割を超えた人と人の深い関わりをもった援助ができる。それは「高齢者看護の基盤」になるといえよう。

　急性期病院の第一の目的は、身体疾患の治療であり、そのために入院もする。高齢者を"ひとりの人"として捉えて、尊厳を維持するために、入院中にもこれらの心理的ニーズに関しても身体疾患と同様に情報を収集して対応する必要がある。

(2) 高齢者の「心理的ニーズ」の把握

　「5つの心理的ニーズ」とは、高齢者が潜在的に持っているニーズで、その情報を把握するためには、以下の点に注意する。

①くつろぎ（やすらぎ）

・身体疾患に関係した疼痛や苦痛や治療などにより、心身共に緊張状態となっていないか

・表情・動作・肩にこわばりはないか

・入院後の病室が自分の居場所であることを認識できるか

・患者が自分の居場所であることが認識できるように、馴染みの物品などが置かれているか

②アイデンティティ（自分が自分であること）

・入院したことや、治療を受けていることをどのように捉えているか

・身体疾患の治療のために入院している自分自身のことを適切に理解しているか

・入院する前の在宅における生活と入院生活が連続した生活の場であることが理解できているか

③愛着（結びつき）

・大切に思っている人や物、落ち着く行為などを確認したか

・痛みのあるときには大切な人を呼んだり、落ち着く行為を繰り返すことがあるか

④たずさわること

・入院生活の中で、自らの能力を使って何か本人にとって意義ある活動を行っているか

・痛み・苦痛や治療のためにそれが制限されていないか

⑤共にあること

・痛みがあることによって塞ぎ込んでいないか

・周囲の人に身体疾患に関連した痛み・苦痛や入院生活における不安

やつらさなどを伝えているか

PD（個人の価値を低める行為）と PE（個人の価値を高める行為）

　PCC では、"業務中心"のケアとなってしまって高齢者の個性（その人らしさ）や"その人"をよい状態にするのを阻むようなケアを「個人の価値を低める行為（PD：Personal Detraction）」と呼ぶ。

　一方、高齢者のニーズに応じられるケアについては「個人の価値を高める行為（PE：Personal Enhancers）」と呼び、「5 つの心理的ニーズ」に基づいて、PD と PE をそれぞれ 17 に分類している。それぞれの 17 の行為と具体的な事例を表1-4 に示した。

表1-4　高齢者の心理的ニーズと PD・PE

	PD (Personal Detraction) ニーズの充足を阻み、個人の価値を低める行為	PE (Personal Enhancers) ニーズの充足を促進し、個人の価値を高める行為
くつろぎ（やすらぎ）	PD1. 怖がらせること 言葉を使って脅したり、物理的に力を使って、高齢者（認知症の人）に恐怖心を抱かせること	PE1. 思いやり（優しさ、温かさ）を示すこと 高齢者に対する、誠実な（心からの）愛情、思いやり、配慮を示す
	例：点滴を怖がる高齢者に「治療です。治療しないと悪くなりますよ！」と大きな声で脅かすように言った	例：点滴を怖がる高齢者に「私が手を握っているから頑張ってくださいね」と伝え、励ました
	PD2. 後回しにすること 助けを求めているのに注意を向けなかったり、「触れたい」という明らかなニーズへの対応を拒む	PE2. 包み込むこと 安全・安心感、くつろぎ、慰めを高齢者に与える
	例：病室で「助けて！」と叫ぶ高齢者に、いつものことだからと決めつけて、「後で来ますから」と言って通りすぎた	例：病室で「助けて！」と叫ぶ高齢者に、その都度、「大丈夫ですか？」「どうされましたか？」と声をかけ、「私が来たから安心です」と優しく手を包み込んでタッチした
	PD3. 急がせること 高齢者が理解できないような速さで情報を与えたり、選択肢を提示したりする	PE3. リラックスできるペース リラックスした雰囲気づくりになるように支援する重要性を認識する
	例：食事が進まない高齢者の食事介助をする際に、唇をスプーンでつついて急がせた	例：食事が進まない高齢者の食事介助をする際に、本人のペースで落ち着いて食事をしてもらった
アイデンティティ（自分が自分であること）	PD4. 子ども扱いすること 高齢者があたかも小さな子どもであるかのように、庇護者ぶって接する	PE4. 尊敬すること 高齢者を大切な社会の一員として扱い、その年齢や経験を尊重する
	例：センサーマットのコールが鳴ったので、高齢者のところへ行き、「立ってはダメ！」と言った	例：センサーマットのコールが鳴ったので、「どうされましたか？　何かされたいのですか？」と丁寧に対応した
	PD5. 好ましくない区分け（レッテル付け）をすること 高齢者について説明（描写）したり、高齢者との関わり方において"レッテル"をつけて区別する	PE5. 受け容れること 高齢者を「受け容れる」という態度や、彼らに対する肯定的な見方に基づいて人間関係を築く
	例：「あの人は"ニンチ"だから、点滴するときはミトンね」と他の看護師に伝える	例：「○○さんは点滴のことがわかりにくいので、丁寧に伝えてください。痛みがなければ拒否されないと思います」と他の看護師に伝える
	PD6. 侮辱すること 高齢者に対し「能力がない」「役に立たない」「価値がない」「何もできない」など言葉で傷つける	PE6. 喜び合うこと 高齢者の持っているスキルや達成したことを認め、支援し、喜ぶ

左余白（縦書き）:

第**1**章　パーソン・センタード・ケアを基盤とした高齢者看護過程

中央余白（縦書きカテゴリ）: 愛着（結びつき）／たずさわること／共にあること

例：食事をこぼしてしまう高齢者に「また、こぼして！」と侮辱する	例：食事をこぼしてしまう高齢者に「最近はご自身でお食事できるようになって、私も嬉しいです」とセルフケアが徐々に改善していることを一緒に喜ぶ
PD7.　非難すること 　高齢者が行ったこと、あるいはできなかったこと（失敗）に対して責める	**PE7.　尊重すること** 　高齢者の個性を認め、受け入れ、支え、"ひとりの人"として大切にする
例：夜、大きな声で「看護師さん～」と呼ぶ高齢者に「大きな声を出すと他の人が起きてしまいます！」と非難した	例：夜、大きな声で「看護師さん～」と呼ぶ高齢者に「どうされましたか？」と丁寧に対応した
PD8.　騙したり、欺くこと 　高齢者に何かをさせようとしたり、あるいはさせないようにするために、騙したり、ごまかしを使ってその場しのぎに注意をそらしたり、操ったりする	**PE8.　誠実であること** 　高齢者のニーズや感情に対する気配りを持ちつつ、誠実であり、隠し立てをしない
例：吸引を嫌がる高齢者に「痰を取らないと、悪くなる」と言って強引に吸引をしてしまった	例：吸引を嫌がる高齢者に「痰を取る時、少し苦しいですね。我慢していただくと楽になるので、もう1回お願いいたします」と丁寧に説明してから吸引した
PD9.　わかろうとしないこと 　ある状況の中で、高齢者が実感している"その人"にとっての現実（真実）をわかろうとしない	**PE9.　共感を持ってわかろうとすること** 　高齢者にとっての現実（真実）を認めて支える。感情と情緒に対する感受性が最優先する
例：「夜、眠れない」と言う高齢者に「本当は"十分寝ていた"と夜勤の看護師が言っていました」と、本人の状況をわかろうとしなかった	例：「夜、眠れない」と言う高齢者に「眠れなかったんですね。眠れない理由が何かありますか？」と本人の訴えを丁寧に聞いた
PD10.　能力を使わせないこと 　高齢者が持っている能力を使わせない	**PE10.　能力を発揮すること** 　高齢者を管理しようとするのではなく、高齢者の能力や技能を見つけ、それを使う支援をする
例：歩ける高齢者に対しても「動作がゆっくりしている」という理由で、車いすで検査室に移動した	例：動作がゆっくりしているが歩ける高齢者に、1階の検査室まで自分で歩行して来てもらった
PD11.　強制すること 　高齢者のしたいことや意思を無視したり、選択肢を与えないで、何かを強制的にさせる	**PE11.　必要とされる支援をすること** 　高齢者にとって"必要とされる支援"の程度を判断して援助する
例：「リハビリテーションが嫌だ」と言う高齢者に「先生の指示です」と言って無理やりリハビリに連れていった	例：「リハビリテーションが嫌」だと言う高齢者に「リハビリが始まってから、ずいぶん動作が早くなりました。もう少し頑張れば、自宅に帰れますよ」と高齢者が納得ができるように説明した
PD12.　中断させること 　高齢者がしていることに割り込んだり、干渉したりして、高齢者の"価値（判断基準）"を乱暴に侵す	**PE12.　関わりを継続できるようにすること** 　ある状況の中での高齢者の関わり合いの程度を認識し、強化（奨励）する
例：家族と久しぶりの面会をして楽しそうにしていたが、「検査の時間だから」と面会を早々に中断させた	例：家族と久しぶりの面会をして楽しそうにしていたので、検査の時間を調整して、高齢者の関わりの時間を大切にしてもらった
PD13.　物扱いすること 　高齢者を、不要物や単なる物のように扱う	**PE13.　共に行うこと** 　何かをするときには、高齢者を完全に対等な"仲間"として考え、相談しながら共に何かを行う
例：高齢者に声もかけずに、いきなりオムツの交換を始めた	例：高齢者にきちんと声をかけて、オムツ交換の許可を得てからケアを行った
PD14.　差別をすること 　高齢者を厄介者、よそ者、あるいは社会の困った人であるかのように扱う	**PE14.　個性を認めること** 　"ひとりの個性を持つ人"として高齢者と向き合い、寛大で偏見のない態度で接する
例：コミュニケーションができない高齢者は理解できないし、効果もないので、リハビリテーションやレクリエーションは行わなかった	例：コミュニケーションができない高齢者にもわかりやすい言葉や絵や文字を書いて説明するとともに、年齢に合わせた敬語も使う
PD15.　無視すること 　あたかも高齢者がそこに居ないかのごとく、会話や行動を続ける	**PE15.　共にあること** 　物理的にも心理的にも、仲間と感じられることができるようにし、奨励する
例：高齢者がいる前で、家族だけに検査結果を伝え、高齢者にはわからないので伝えなかった	例：高齢者と家族、一緒に検査結果がよかったことを伝えて、もう少し頑張れば退院できると励ます

共にあること	PD16. のけ者にすること 　高齢者を物理的にも心理的にもその場から追いやったり、仲間はずれにする	PE16. 一員として感じられること 　能力や障害に関係なく、ある状況の中で「グループに受け容れられている」と感じさせる
	例：入浴介助の際に「話がうまくできないから」と高齢者に話かけず、看護師同士で話をする	例：入浴介助の際に話がうまくできなくても、丁寧に言葉をかけて安心して入浴ができるように介助した
	PD17. あざけること 　高齢者をバカにしたり、からかったり、屈辱を与えたり、彼らをだしにして冗談を言う	PE17. 一緒に楽しむこと 　自由で創造的な手段を駆使して、愉快になったり、楽しいことを一緒にしたり、ユーモアに満ちた会話を交わしたりする
	例：認知機能障害のある高齢者に年齢を聞くと「30歳」と答えた。周囲の看護師は「お若いのね〜」と笑った	例：認知機能障害のある高齢者に年齢を聞くと「30歳」と答えたので、看護師は「そのくらい若い気持ちでいることが本当に大事ですね」と言った

⮕ 高齢者とのファーストコンタクト（最初のコミュニケーション）からわかること

　ここまで、5つのstepによるアセスメントフローのstep1である「情報収集」の流れを示してきた。次に、より具体的な「情報収集のポイント」を解説する。

　「情報」はカルテなどからも得ることができるが、最も重要なのは「高齢者とのファーストコンタクト」の場面である。まず、全身状態を観察しながら高齢者本人の訴えを聞く。本人が訴えたいことがうまく伝わらない場合もあるかもしれないが、表情・動作などから丁寧に本人の訴えを引き出していく必要がある。

　そして、引き出された訴えについて、高齢者の潜在的なニーズが満たされていないために生まれたものなのかを確認していく。同時に、訴えを聴きながら、「いつもと違う状況」など、高齢者の全身状態の変化や異常に関する情報を丁寧に収集する。特に身体面では次のポイントを必ずチェックする。

①いつもと違う全身状態の観察

・せん妄や意識の程度→意識の混濁や有無、言動の変化

・精神状態→緊急入院の場合は、混乱や焦燥感はないか、アイコンタクトや会話ができるか、ショック状態ではないか

・認知機能→短期記憶・長期記憶、今日の朝の状況

・バイタルサイン測定→血圧、体温、呼吸数、脈拍数、心拍数

＊（現在の心拍数−普段の心拍数）／体温（現在の体温−普段の体温）
　　＞20の場合は細菌感染の可能性が高くなる[5]。

・嘔吐や吐物の有無

②痛み・苦痛・不穏の状況

・痛み・苦痛・不穏の程度、痛み・苦痛・不穏に伴う日常生活の基本

的 ADL の変化や立位・歩行の状況の変化

③脱水・低栄養

・皮膚の様子や浮腫、特に下肢の浮腫、皮膚の乾燥、張りや皺、骨の突出した褥瘡、皮膚の弾力、冷感、脱毛

④排泄障害

・尿が出にくい、残尿感がある、尿が出ない、尿がもれる、尿回数が多い、頻尿がある

・下腹部の不快感、膨満感、腹痛、吐き気、嘔吐などがある

〈情報収集のポイント①〉

「いつもと何にかが違う」という印象や「起きられない」「食欲がない」などの訴えが実は重度化しているサインかもしれない

　高齢者は自分から積極的に訴えないことが多く、そのために看護師の「いつもと違う」という印象は非常に大切である。言葉を話さなくても、目の輝き、表情や皮膚の状態、身体の動かし方を観察しながら、「食欲低下」「発熱」「痛み」「せん妄」の症状がないか情報を収集していく。高齢者から「今日は起き上がることができない」「食欲がない」など漠然とした訴えしかない場合でも、実際には脱水、感染症、心不全などが認められたという報告もある。[6]

　高齢者の漠然とした訴えから重篤な疾患を見逃さないためには、高齢者本人あるいは介護者から「いつから、いつもと何が違うのか」をはっきりさせるために慎重にアセスメントする必要がある。

　さらに具体的に基本的 ADL（食事・移動・トイレ・着替え・入浴）の行動も一緒に行いながら、以前との行動の変化がないかを観察する。特に排泄動作は転倒につながりやすいことから、歩行障害のある高齢者に対しては丁寧に観察し、ケアプランにつなげていく必要がある。移動動作の際に「めまい」や「ふらつき」などがある場合は、身体疾患や内服薬の副作用が関係している場合もある。

　発症時期や進行のスピードを的確に情報収集するために

「昨日はいかがでしたか？」

「今週の初めはいかがでしたか？」

「お盆（お正月）の頃はいかがでしたか？」

のような質問方法の工夫も必要である。

〈情報収集のポイント②〉

痛みを訴えないから異常はないのか？

　「痛み」はなんらかの身体の異常のサインであり、身体を守るため

に大切なものである。

　変形性関節症による関節炎やリウマチなどは加齢とともに起こりやすくなり、体を動かすたびに痛みを起こすのが特徴である。しかし、加齢に伴い自律神経系の機能が低下し、身体の緊急事態が発生してもカテコラミンの放出やカテコラミンに対する感受性が低下するため、疼痛閾値が上昇して痛みを感じにくくなる。急性疾患に関連した急性疼痛などが生じても、高齢者は若年者に比べて、痛みの訴えが少ないことからケアや治療の遅れの原因となりやすくなる。

　高齢者は、入院中の安静臥床によって筋肉や関節を動かさないでいるために拘縮が起こりやすくなる。拘縮のために、移動などの介助の際に本人に苦痛を与えてしまうと、活動や行動の制限が起こりやすくなり、ADL や QOL が悪化する。痛みは、慢性的にうつ状態を引き起こし、閉じこもりの状況になることもある。

　高齢者の痛みに関連した疾患として、変形性膝関節症や変形性脊椎症、五十肩などがある。これらは老人性変化に起因している。高齢者の急性期の痛みに関係した疾患としては、心臓発作、心筋梗塞、不安定狭心症などの急性冠症候群がある。

　一方、高齢者の慢性痛は一般成人に比べてそれほど強くはないものの、活動（行動）制限が大きく出現する[7]。そのため痛みの評価には、痛みの強さだけでなく、「Sickness Impact Profile（SIP）」[8]のように日常生活における痛みに関連する活動（行動）についても情報収集をすることが重要である。SIP は慢性疾患患者の動作・行動面から健康関連 QOL を捉えることができる評価法で、高齢者は個人差が大きいことから、このようなきめ細かな評価によるケアが必要になる。

　国際疼痛学会の痛みの定義（2020 年改訂）では、「実際の組織損傷もしくは組織損傷が起こりうる状態に付随する、あるいはそれに似た、感覚かつ情動の不快な体験」と定義している[9]。痛みは生理学的な面からの生体に対しての侵害探知感覚という身体的側面と心理学的な面からの個人的で主観的な反応的要素という心理的側面がある。このことからも高齢者の心理的ニーズが満たされていないことが、痛みを増幅する場合もあり、心理的なニーズを満たしていくことも重要なケアとなる。

〈情報収集のポイント③〉
　動き回ったり、興奮するのは認知症によるもの？
　高齢者が動き回ったり、点滴抜去をした場合でも、安易に「認知症」と断定したり、「認知症が悪化した」と考えずに、「いつから具体

的にどのような症状が出現したのか？」と、必ず発症時期と進行を確認する必要がある。認知症の人は、興奮やケアへの抵抗で「行動・心理症状（BPSD）」を起こすこともあるが、日常は穏やかに生活していることが多い。病院などで引き起こされる場合は、認知症よりむしろ、せん妄の可能性が高い。

せん妄は、「意識混濁を背景に注意力、見当識、認知機能、判断力が一過性に障害される病態」と定義され、脳血管障害など脳の脆弱性に関係して起こる意識障害である。日内変動があり、昼夜の逆転や意識障害を引き起こし、いつもとは違った行動が目立ってくる。せん妄は身体疾患であり、積極的に身体的原因を治療する必要がある。

〈情報収集のポイント④〉
発熱は感染症の兆候？　発熱していない場合は感染症の可能性は低い？

高齢者の発熱の原因として、最も多いのは感染症である。高齢者が感染症にかかりやすいのは、若者と比べて免疫機能が低下していることが原因である。60歳を超えると、免疫機能は20歳代のおよそ半分以下にまで低下してしまうと言われている。

しかし、高齢者の体温は低下傾向にあり、外因性・内因性の発熱物質に対しての視床下部体温中枢の反応は低下するため、感染症に罹患しても発熱しないことがある。重症感染症で救急外来を受診した高齢者の症状はADL低下やせん妄など漠然としたものである場合が多く、20～30％は正常範囲内の体温であったという報告[10]があり、発熱だけを手がかりにしていると重症感染症を見落とす危険があるため注意が必要である。

高齢者の場合、平常時の体温と心拍数を把握しておくことが重要である。前述したが、発熱が軽度であっても、「心拍数（現在の心拍数－普段の心拍数）／体温（現在の体温－普段の体温）＞20」の場合は細菌感染の可能性が高くなることを認識しておく必要がある。

高齢者が熱を出しても、認知機能の低下などのために言葉でうまく訴えられない場合もある。以下のような症状が見られた場合、周囲の人が発熱の兆候に気づくことが望ましい。
＊いつもと比べて元気がない
＊寝ている時間が多くなる
＊食事の量が減少する
＊立ち上がるときや座るとき、介助が必要
＊体を触ると熱さを感じる

表1-5 薬物有害事象の予防・診断・治療のための注意点

1. 危険因子	☐ 多剤服用（6種類以上）、他科・他院からの処方 ☐ 認知症・視力低下・難聴などコミュニケーション障害 ☐ 抑うつ、意欲低下、低栄養 ☐ 腎障害、肝障害（慢性肝炎、肝硬変）
2. 定期モニター	☐ 薬剤服用（アドヒアランス）、薬効の確認 ☐ 一般血液検査：肝障害、腎障害、白血球減少など ☐ 薬物血中濃度（必要なもの）
3. 診断	☐ 意識障害、意欲低下、低血圧など、すべての新規症状について、まず薬物有害作用を疑う ☐ 新規薬剤服用に伴う皮疹、呼吸困難では薬物アレルギーを疑う
4. 治療	☐ 原因薬剤の中止・減量：場合によってはすべての薬剤を中止して経過を観察。中止により原病が悪化することがあり注意 ☐ 薬物療法：症候が重篤な場合、対症療法として行う。薬剤性胃炎に対しては、予防的投薬も考慮

〈情報収集のポイント⑤〉

多剤併用などのための副作用が関係していないか？

高齢者は薬物有害事象の発生が多く、急性期病院では高齢者の6〜15％に薬物有害事象が認められている。また、60歳未満に比べて70歳以上では1.5〜2倍も薬物有害事象が出現しており、高齢入院患者の3〜6％は薬剤起因性であり、長期入院の要因であることも指摘されている。

高齢者では、睡眠薬やBPSDなどに対するベンゾジアゼピン系薬剤の副作用として、ふらつき、転倒、認知機能の低下が指摘されている。また、三環系抗うつ薬による副作用（便秘、口腔乾燥、認知機能低下、眠気、めまいなど）にも注意が必要である。

多剤併用（Polypharmacy）については、日本老年医学会が「高齢者の安全な薬物療法ガイドライン2015」[11]において、薬による有害事象（薬物有害事象）は処方された薬の数に比例するとし、薬の数が6種類を超えると発生頻度が大きく増加することを指摘している。薬物有害事象の予防・診断・治療のための注意点を表1-5に示した。

高齢者の場合は、複数の医療機関から処方を受け、処方内容全体を把握していないことが多く、薬剤の副作用が意識喪失や症状の悪化の原因となるものある。入院の際には、

①処方されている内服薬を全てリストアップする

②現在の症状が内服薬の副作用・相互作用による可能性はないか検討する

③薬剤の服薬状況を確認する

以上の３つを確認する必要がある。

【引用文献】

1）日本老年医学会：フレイルに関する日本老年医学会からのステートメント
https://www.jpn-geriat-soc.or.jp/info/topics/pdf/20140513_01_01.pdf

2）Fried LP, Tangen CM, Walston J, et al. Frailty in older adults: Evidence for phenotype. J Gerentol A Biol Sci Med Sci. 2001;564(3):146-156.

3）Kenneth E Covinsky, Edgar Pierluissi, C Bree Johnston：Hospitalization-associated disability: "She was probably able to ambulate, but I'm not sure", 2011 Oct 26;306(16):1782-93. doi: 10.1001/jama.2011.1556.

4）水野裕監訳, ブラッドフォード大学認知症ケア研究グループ：DCM（認知症ケアマッピング）理念と実践, 認知症介護研究・研修大府センター, 2011.

5）岩田充永：特集 高齢者の救急医療 3. 救急診療における高齢者のアセスメント・初期対応, 日本老年医学会雑誌, 48（4）, p.322-325, 2011.

6）荒井千明：いつもと違う高齢者をみたら 在宅・介護施設での判断と対応 第２版, 医歯薬出版, 2018.

7）平石禎子, 花岡一雄：高齢者の疼痛管理, 日本老年医学会雑誌, 36（11）, p.769-775, 1999.

8）後藤葉子他：Sickness Impact Profile（SIP）日本語版の作成と慢性呼吸器疾患患者における信頼性および妥当性の検討, 東北医学雑誌, 118（1）, p.1-8, 2006.

9）日本疼痛学会理事会：改定版「痛みの定義：IASP」の意義とその日本語訳について
.http://plaza.umin.ac.jp/~jaspain/pdf/notice_20200818.pdf

10）Caterino JM：Evaluation and management of geriatric infections in the emergency department, Emerg Med Clin North Am, 26：319-343, 2008.

11）日本老年医学会 日本医療研究開発機構研究費・高齢者の薬物治療の安全性に関する研究 研究班：高齢者の安全な薬物療法ガイドライン 2015
https://minds.jcqhc.or.jp/docs/minds/drug-therapy-for-the-elderly/drug-therapy-for-the-elderly.pdf#view=FitV

パーソン・センタード・モデルに基づく「心身のアセスメントの統合」

鈴木 みずえ Mizue Suzuki

　本項 1-3 では、「5 つの step によるアセスメントフロー」の step2 の段階である「アセスメント」に重点を置いて解説する。細かいアセスメントの解説は第 3 章の「3-2：高齢者の心身の機能変化とアセスメント」と「3-3：高齢者によくみられる症状と評価方法」に譲り、ここでは急性期病院においてアセスメントの際によく考えて対処したい「脳の障害（機能）」「身体の健康状態」「せん妄・うつ病」「認知機能の低下」「治療の拒否」「痛み・苦痛」「マルチモビディティ」の 7 つのポイントに焦点を当てる。

　前項 1-2 において「アセスメントフロー」の 5 つの step でも大切な「情報収集」について詳説した。それに続く step が「アセスメント」である。特に「パーソン・センタード・ケア」（PCC）においては、アセスメントにおいて「パーソン・センタード・モデルに基づく心身のアセスメントの統合」が重要になる[1]。

　つまり、高齢者の心や精神状態の情報から「心理的ニーズ」を捉え、バイタルサインや動作などから「身体面の情報」を把握し、両者を「統合するアセスメント」を行うことで、step3 以降の「看護問題→看護計画→実践→評価」へと展開する。

　パーソン・センタード・モデルでは、

①疾患と治療および認知機能に関するアセスメント（身体疾患）

②生活機能に関するアセスメント（生活歴）

③価値観、過去の体験に関するアセスメント（性格傾向）

④心理的ニーズに関するアセスメント（社会心理）

という 4 つの要因[1] から分析することで、高齢者の視点での看護が実践可能になる。急性期病院では疾患中心の看護の展開が主になるが、この「パーソン・センタード・モデル」を用いれば、本人中心の視点

でのアセスメントが展開できるのである。

本項1-3では、「統合するアセスメント」を行うに当たって、特に注意しておきたい7つのポイントを解説する。

⮕ 「脳の障害（機能）」のアセスメント

(1) 経験を重ねることで蓄積される「結晶性知能」

脳の機能は、加齢に伴いさまざまに変化する。「流動性知能」とは、新しい環境に適応するために、情報を収集・処理・操作していく知能で、例えば、直観力・図形処理能力・暗記力・集中力などに関する能力だが、18歳がピークになる。

一方、「結晶性知能」とは、経験を重ねることにより蓄積される知能を指す。例えば、語彙力・理解力・洞察力・内省力・自制力などが含まれる。結晶性知能は、60歳くらいまで年齢とともに上昇し、それ以降もほとんど低下しないことがわかっている。

人生の統合は、これらの結晶性知能によって行われることが推察される。高齢者は、それまで生きてきたさまざまな経験や英知などが備わっており、これらは短期記憶の障害などがあっても維持されることが多い。しかし、高齢者は認知機能の低下を起こしやすいのが現状である。高齢になるほど、認知機能の低下は起こりやすく、90歳以上ではほとんどが影響を受けている。

急性期病院における高齢患者のケアの課題として「認知機能の低下」が影響していることが多いが、パーソン・センタード・ケアでは、特に、高齢者の視点でその状況を考えて、認知機能の特徴を踏まえたケア実践を展開する。

(2) 認知症の前段階「軽度認知障害」

健常者と認知症の中間には「軽度認知障害」（MCI：Mild Cognitive Impairment）という段階（グレーゾーン）がある。MCIとは、認知機能に問題が生じてはいるが日常生活には支障がない状態で、年齢や教育レベルの影響のみでは説明できない記憶障害がある。

MCIを放置すると、認知機能の低下が続き、「5年間で約40％の人は認知症へとステージが進行する」と言われている。入院患者にもMCIの高齢者は多いので地域に戻ったら、介護予防教室の参加や地域包括支援センターなどでのフォローアップをしてもらうように地域につなげる必要がある。

(3) 4つのタイプがある「認知症」

　高齢者における「脳の障害」のアセスメントで、まず頭に入れてお
かなければならないのが「認知症」かどうかである。詳細は他書に譲
るが、認知症には大きく分けて以下の4つの種類があることは抑えて
おきたい。

①アルツハイマー型認知症：アミロイドβタンパクとタウタンパクが
　脳に蓄積して増加することで脳神経が破壊されて、脳全体が萎縮す
　る。特に海馬の萎縮がみられ、短期記憶の障害が特徴的である。「視
　野空間認知障害」など空間を認知する障害があり、着衣ができなく
　なる、段差の認識が難しくなるなどの特徴がある。

②血管性認知症：脳血管障害が起こった部位の神経細胞が損傷されて
　脳の機能が低下する。原因疾患として脳出血・脳梗塞などがあり、
　障害の部位によって「歩行障害」「構音障害」「嚥下障害」などが起
　こる。意欲の低下や感情の変動が起きやすく、感情の揺れのあると
　きにはできないことが、落ち着いているとできることがある。

③レビー小体型認知症：レビー小体というたんぱく質の異常な代謝物
　質が大脳皮質にたまり、歩行障害や自律神経障害を起こす疾患であ
　る。レビー小体が脳幹部に蓄積されるとパーキンソン症状を呈する。

④前頭側頭型認知症：前頭葉と側頭葉が障害され、社会的なルールに
　沿った行動ができにくくなったり、同じ行動を繰り返したりする。
　注意力の低下・集中力の低下などが起こりやすくなる。

➡「身体の健康状態」のアセスメント

　高齢者は、感覚機能障害からコミュニケーションが難しくなる。さ
らに、急性期病院に入院すると環境の急激な変化が起こり、自らの身
体疾患の理解ができにくい状況になる。

　一方で、加齢に伴って特徴的な心身の変化がある。生理機能の低下
はもちろん、細胞の老化は細胞数の減少や、その働きが低下すること
によって臓器の機能低下もみられるようになる。身体の水分量も減少
するため、脱水によって臓器の機能低下が起こることもある。さらに
嚥下機能の低下などから栄養不良になり、心身機能が悪化しやすい状
態でもある。

　高齢者は、治療やケアを拒否することがある。その場面では、「十
分な説明が何もないままに、一方的に押さえつけられて痛いことをさ
れる」と高齢者は感じており、一方で、看護師は「説明しても、すぐ

忘れる」と言う。これはなぜ起こるのか。

　この原因として、高齢者は身体機能の低下、特に「視野」「聴力」に関して感覚機能障害やコミュニケーション障害を起こしていたり、遠慮があるために話しかけられた内容を理解していないのに「はい」と返事をしてしまうことがある。

　高齢者における「身体の健康状態」のアセスメントを行うに当たっては、高齢者の感覚機能の障害に合わせたコミュニケーションを行い、高齢者の認知機能の状況に合わせたリアリティ・オリエンテーション*1 を行うことが重要になる。

(1) 高齢者の視覚

　高齢者は加齢に伴って水晶体の混濁などがみられ、その割合は60歳代で66〜83％、70歳代で84〜97％、80歳以上で100％と言われている[2]。また、加齢により、暗いところでも瞳孔が開かなくなって網膜に到達する光量が低下し、全体的に明度・彩度が下がって見える「老人性縮瞳」という症状も起こってくる。さらに周辺視野は見えていても脳が認識せず、視野が狭くなってくる。

(2) 高齢者の聴覚

　高齢者は加齢により徐々に聴力が低下する感音性の難聴である「老人性難聴」が起こる。内耳の中に音を伝える役割を担う数万本の毛が生えた有毛細胞が加齢とともに減少することが老人性難聴の原因である。内耳を中心に聴神経から脳までの神経機能が徐々に落ちていき、左右同程度に高音部から進行し、場合によっては高音の耳鳴りを伴う場合もある。

　一般的には60歳ごろから自覚しはじめることが多く、70歳くらいからは話し声が聞こえにくくなり、音が小さく聞こえるだけでなく、音がゆがんだり、大きい音が響いたりして、不快に聞こえてくる。音としては聞こえても"コミュニケーションに必要な情報を含んだ言葉"としての聞き取りが悪くなる。

　加齢による難聴は高齢者でもっとも多い障害のひとつであり、聴力の低下による情報量が制限されるために認知機能も低下しやすいことが指摘されている。補聴器の装着と認知機能との関係を分析した研究では「補聴器を使用している人のほうが認知機能は良好であった」と報告されており[3]、難聴がある場合は、積極的に補聴器を使用することを勧めるとよい。

　老人性難聴に中耳炎などの疾患を合併している場合もあるので、耳

＊1　リアリティ・オリエンテーション

リアリティ・オリエンテーション（現実見当識）は、1968年にアメリカのFolsomらの提唱で始まった。「今は何月何日なのか」「季節は何か」といった時間や今いる場所などがわからないなどの見当識障害を解消するための訓練である。

鼻咽喉科の受診も定期的に行うことが望ましい。高齢者の突発性難聴やメニエール病が増加しているため、急な難聴の進行時には早めの対応が必要である。

(3) 感覚機能障害のアセスメント

病院は静かな環境であると思われるが、さまざまな雑音が多く、さらに疾患や専門用語など聞き慣れない高齢者には聞き取りにくい言葉が多い。病室では他の患者の話し声やテレビの音などがあるため、看護師が高齢者と話すときには"わかりやすく、ゆっくり"と大きめの声で"アイコンタクトをしながら"丁寧に話すことが大切である。ただし、必要以上に大きな声は、高齢者には怒っているように聞こえる場合もあるので注意が必要である。また、話している口元が見えたほうが口元から言葉が想像できるので高齢者は理解しやすくなる。

難聴のスクリーニング検査には、「指こすり音・指タップ音聴取検査」がある[4]。高齢者の難聴検出が高い検査として有効性が確認されている。「指こすり音」は親指と人差し指をカサカサと軽く、素早く4〜5往復こすり合わせたもので、音の大きさは、指からの距離が約30cmのときに、検者自身にわずかに聞こえる程度とした場合、難聴であると高齢者は聞き取れないと報告されている。また、耳あかがたまりすぎると、聞こえが悪い状態になる（耳垢栓塞）。耳を傷つけないように定期的に耳掃除をする。

難聴の高齢者は、認知症と間違えられる場合もあるため、これらの簡易のスクリーニング検査や耳あかのケアを行い、さらに、耳鼻咽喉科なども受診する必要がある。

高齢者は、視力・聴力の変化によって、コミュニケーションが困難な状況になっている。そのために、アイコンタクトや非言語的コミュニケーションを普段の会話から積極的に行うことが望まれる。高齢者の不安・苦痛の訴えや繰り返される訴えの原因を見いだして、高齢者の"本当の訴え"を引き出すことが重要である。

→ 「せん妄・うつ病」のアセスメント

「せん妄」は「認知症」と症状が似ており、共に高齢者に起こりやすいために間違えてしまうことが多くあるが、全く別の病気である。高齢者は、肺炎・心不全・悪性腫瘍などさまざまな身体疾患で入院するが、その入院治療に伴う長期の安静臥床によって心身はさまざまな影響を受けている。特に、精神的な影響として、「認知症の悪化」だ

表1-6 せん妄・認知症・うつ病の違い

	せん妄	認知症	うつ病
発生の様式	・急激に発症	・徐々に発症	・比較的急性的に発症
初発の症状	・意識障害 ・注意集中困難	・記憶障害	・睡眠障害 ・抑うつ、妄想
症状の持続	・動揺性で急激（数時間〜数週間）	・進行性で緩徐（年単位）	・やや長い経過
日内変動	・夕方から夜間にかけて起こりやすい	・変動なし	・朝方に症状が強い
覚醒状態	・変動する	・正常	・正常
睡眠・覚醒リズム	・日中傾眠 ・夜間不眠	・障害されにくい（アルツハイマー型認知症） ・睡眠の分断（脳血管性認知症）	・早朝覚醒 ・中途覚醒 ・入眠困難
回復状態	・可逆性	・不可逆性	・治療で改善するが長期化しやすい

けでなく、「せん妄」や「うつ病」などの症状が出現することがある。認知症の初期や軽度認知障害（MCI）の場合は、記憶が障害されることや、今までできていたことができなくなることで抑うつ状態を引き起こす。この抑うつ状態の中には、「仮性認知症」と呼ばれる認知機能障害の症状である場合もある。高齢者は、せん妄・認知症・うつ病を起こしやすく、さらに入院中に症状を悪化させやすいので注意が必要である。

（1）せん妄と認知症、うつ病の違い

「せん妄」「認知症」、さらに「うつ病」の比較を表1-6に示した。せん妄は、急に注意力や思考力が低下したり、日内変動があったりするのが特徴である。一方、認知症の進行はゆるやかで日内変動はない。ここが大きなポイントになる。

せん妄は、身体疾患や薬、手術の影響や環境の変化などが原因となって発症する。せん妄の症状には「過活動型せん妄」と「低活動型せん妄」がある。「過活動型」は幻覚を見たり、興奮状態に陥ったりといった症状が出る。「低活動型」は、意識がぼんやりとして無気力状態になるなどの症状が出る。せん妄は突然症状が出ることが一般的である。1日のうちで症状の変化に差（日内変動）があるが、適切な処置を行うことで、短期間のうちに症状を緩和することができる。

認知症は、徐々に発症するのが特徴である。最初の症状は「記憶障害」で、日内変動はみられない。せん妄と違って不可逆性であり、治癒することはない。

表1-7 せん妄の除外

①せん妄	・注意集中力と反応？ ・身体評価は？ いつ？	・せん妄の原因除去 ・安全な環境 睡眠リズム
②認知症	・見当識と記憶は？ ・生活機能は？	・生活しやすい環境の工夫 ・メモの活用、不安の軽減
③うつ病	・気分の問題は？ ・生活の支障の程度？	・受容し、保証し、支える ・専門家へ指示的態度

　うつ病は、低活動型せん妄に症状が似ている。しかし、うつ状態やうつ病の場合は、答えられそうなことでも、考えることを放棄するように「わかりません」と繰り返すことがよくある。自己評価がとても低くなるのが、うつ状態の大きな特徴である。

(2) せん妄の「有無」をアセスメントする

　急性期病院においては、「せん妄を除外できるか」をアセスメントする必要がある。まず、せん妄状態がうかがわれる典型的な入院中の高齢者の状態を考えてみると、

・夕方からそわそわして活動的になり、「もう帰りたい」と言って点滴を抜いて帰ろうとする
・日中は落ち着いているが、夜間、バルーンカテーテルを挿入しているのに「トイレに行く！」と大声をあげて暴れる
・急に表情が変わり、イライラして、酸素マスクを外して「殺される！」と叫ぶ

などの状態は、せん妄を発症している可能性が高い。特に、入院直後の高齢者は、このような変化を起こす場合がよくある。

　高齢者の場合は、「全身状態の悪化」「身体的な苦痛」によってせん妄が発症するといっても過言ではない。入院中は身体疾患や治療のための手術などで、身体的に危機的状態になるときもあり、緩和されない心身の苦痛がある場合も、せん妄を引き起こすが、これは急性期病院ばかりではなく、高齢者施設や在宅でも起こる。

　次に、せん妄を除外するポイントを整理したものが表1-7である。①→②→③の順にチェックすることで、高齢者の状態がせん妄であるかどうかを判断し、同時に対処も行う。

　せん妄と「不穏・混乱」もよく似ている。入院して環境が変わったことで、せん妄ではなく「不穏・混乱」を引き起こしている場合もある。せん妄と不穏・混乱の違いについて示したのが図1-8である。不穏では「行動の異常」がみられ、動揺していたり、興奮しやすくなり、行

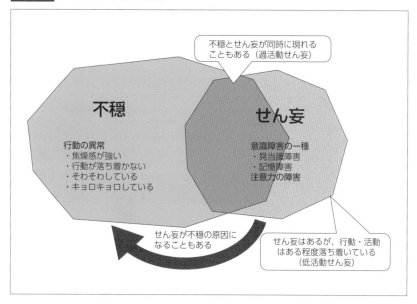

図 1-8 せん妄と不穏・混乱

不穏とせん妄が同時に現れる
こともある（過活動せん妄）

不穏

行動の異常
・焦燥感が強い
・行動が落ち着かない
・そわそわしている
・キョロキョロしている

せん妄

意識障害の一種
・見当識障害
・記憶障害
注意力の障害

せん妄が不穏の原因に
なることもある

せん妄はあるが、行動・活動
はある程度落ち着いている
（低活動せん妄）

動が落ち着かない、そわそわ・キョロキョロするなどの特徴があるが意識障害ではない。一方、せん妄は、意識障害の一種である。不穏とせん妄が一緒に起こる場合は、前述した「過活動せん妄」となる。「低活動せん妄」では行動・活動はある程度落ち着いており、不穏状況がないために見過ごされやすく、そのまま放置されると、認知機能の低下や認知症の発症など予後が変化しやすい。

(3) せん妄の「原因」をアセスメントする

　せん妄の発症について図示したのが図1-9である。
　せん妄は、
①準備因子：高齢、認知症、脳血管疾患の既往など心身機能の脆弱性のある状況→背景
②直接因子：脳の器質的な病変や身体疾患による影響、手術侵襲、内服薬の影響など→原因
③促進因子：心理的ストレスや慣れない環境の変化など→誘発
の３つの因子のうち、準備因子に直接因子や促進因子が重なって発症する。また、発熱・不慣れな環境・不安などもせん妄を発症するきっかけとなるもので、これは誘発因子といってもよい。
　「痛み」がせん妄の誘発因子となり、せん妄を引き起こす場合もある。また、「認知症」はせん妄の準備因子であり、これに痛みや苦痛が関連して、せん妄を発症することがある。認知症の人が、せん妄を起こ

図 1-9 せん妄の発症

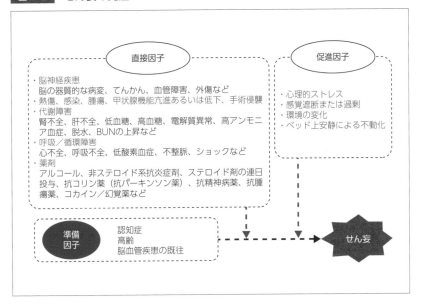

すと「認知症が悪化した」ように見えるが、認知症の場合は急激に症状が悪化することはほとんどなく、症状がゆるやかに進行するので区別できる。逆に、病気や薬の影響、環境の変化などによって意識障害が起こると、混乱した状態のために時間や場所がわからなくなったり、幻覚を見たり、興奮するといった症状が出るため、せん妄が認知症に間違えられることもある。

特に、せん妄の「原因」は、「内部環境」「外部環境」、そして「痛み」という観点からアセスメントすることもケアプランにつながる。

[内部環境]

薬剤のうち、ベンゾジアゼピン系抗精神病薬、セレネース静脈注射の影響でせん妄が発症することがある。

ベンゾジアゼピン系抗精神病薬は、抗不安・鎮静、催眠作用、筋弛緩作用などがあり、リラックスさせる効果はあるが、精神的な緊張から意識レベルの低下を引き起こし、せん妄を誘発する。睡眠のために処方されていたとしたら、睡眠の状態を確認し、内服薬を検討する必要がある。

セレネース静脈注射の点滴施注の場合は、主治医と相談して、内服薬に変更することを検討する。

[外部環境]

高齢者は、今まで畳に布団の生活であることが多く、入院で初めてベッドを使用することの不安を感じ、その不安がせん妄を誘発するこ

とがある。そのため、転倒・転落防止のために低床ベッドを使用したり、昼間はベッドから離床してもらうようにする。

(4) せん妄の「予防」とアセスメント

せん妄は一度起こすと認知症が悪化したり、回復後の心身の機能低下が指摘されている。そのために予防することが最も重要である。

[DELTA プログラム]

せん妄の予防・ケアを含めた対応プログラムとして「DELTA」(DELirium Team Approach) が開発されている[5]。DELTA プログラムは、国立がん研究センター先端医療開発センター精神腫瘍学開発分野の研究「がん治療中のせん妄の発症予防を目指した多職種せん妄対応プログラムの開発」から生まれたもので、看護師教育を目的とした「教育プログラム」と、実際に入院患者に多職種で対応する「運用プログラム」の2つのプログラムからなっている。

このうち「運用プログラム」では、看護師に必要なせん妄への対応の流れを1枚のアセスメントシートにまとめている。シートは下記で閲覧・ダウンロードできる。

https://www.ncc.go.jp/jp/epoc/division/psycho_oncology/kashiwa/DELTA_sheet_20170227.pdf

シートは「STEP1 せん妄のリスク」「STEP2 せん妄症状のチェック」「STEP3 せん妄対応」の3段階になっており、STEP1 ではせん妄発症のリスクとして「70歳以上」「脳器質障害」「認知症」「アルコール多飲」「せん妄の既往」「ベンゾジアゼピン系薬剤内服」「その他」が挙げられている。このリスクのうち1つでも当てはまれば、「せん妄を予防するケアの実施」として、「疼痛コントロール」「脱水の予防」「活動を促す（身体拘束をさける）」「ベンゾジアゼピン系薬剤の使用を避ける」ことが勧められている。

さらに STEP2 では、「いつもと違って何か変？」と感じた行動や言動を「見る」「話す」「聞く」「確認する」という4つのポイントでチェックする。例えば、「視線が合わずに、キョロキョロしている」「つじつまがあわない」など16のポイントが明記され、それに1つでも該当すると、せん妄が疑われ、STEP3 でせん妄対応を行う。

DELTA プログラムの「せん妄アセスメントシート」は、その項目を日頃からチェックしていることで、せん妄発症の予防に役立つので、閲覧しておきたい。

[内服薬のチェック]

ベンゾジアゼピン系睡眠薬は、せん妄を引き起こしている場合があ

るので、高齢者が内服している薬のチェックが必要である。ベンゾジアゼピン系睡眠薬は、認知機能障害、ふらつきや転倒、傾眠などもあるため、服薬を中止し、代わりにクエチアピンなどに変更可能か検討する。クエチアピンは非ベンゾジアゼピン系であり、作用時間が短いこと、いろいろな受容体に穏やかに作用することの2つの特徴があり、薬が身体から抜けやすく、気持ちを鎮める鎮静作用も期待できる。抗精神病薬の中では高齢者に使いやすい内服であり、主治医と相談して薬の変更などを検討する。

◉「認知機能の低下」のアセスメント

高齢者は加齢による認知機能の低下の影響で「コミュニケーション機能の障害」が起こりやすくなる。これらはコミュニケーションの際に注意しなくてはならない。具体的には下記の障害がある。

○周囲の環境：騒音・光・においなどの刺激を強く感じて、話に集中できない（不快な音ばかり聞こえて相手の言葉が聞こえない。すべての刺激が自分に向かってくる）

○注意障害：「理解できない言葉の意味」に意識が集中しているうちに相手の話が進んでしまう

○思考速度の低下：相手の言葉の意味を考えているうちに話が進んでしまう

○理解力の障害：相手の日本語が聞こえても、意味が理解できない

○感情のコントロールの障害：伝えたい内容よりも、大きな感情が沸き上がり、その感情や意図が伝えられていない（家に帰りたい、同じことを何度も言う）

○言語の障害：思っていることが適切な言葉になって出てこない。話しだすと止まらない

○ワーキングメモリの減少：相手の話しを聞いているうちに、すでに聞いた内容を忘れ、話をつなげられない。

○体力や認識力の低下：疲れやすく、異なる環境に行くと混乱しやすい

(1) 認知機能のアセスメントのポイント

入院生活において、高齢者は見慣れない状況で家族と離されて、身体治療を受けることで不安や苦痛を感じている。高齢者にどのように現状を説明すれば理解してもらえるか、高齢者の視点で認知機能についても考えていく必要がある。医療者中心のケアになっていたという

反省も込めて、高齢者の視点から考えてみる。

[ポイント 1] "普段の会話"から記憶障害や認知機能障害のアセスメントを行う

　認知機能のスクリーニング検査などを行う前に、自然な会話から認知機能をアセスメントしていく。本人の不安な気持ちを引き出しながら、認知機能障害のアセスメントを行う。短期記憶・長期記憶の障害、昔の仕事、好きなこと・嫌いなことなどを、本人に尋ねることで、看護実践にも生かせる情報が得られる。情報がない場合は、本人がわかる言葉を用いて本人から聞いてみることが重要である。

[ポイント 2] 高齢者と一緒に行動して本人の力を確認する

　高齢者と一緒に行動して、「どの行動ができるか」「どのようにすれば行動できるのか」「どうしてもできないことは何か」など、その人独自の「できる行動」を引き出し、同時に行動障害をアセスメントする。日中の時間によって、「できるとき」と「できないとき」があり、どのような時間帯であればできるのかもアセスメントする。

[ポイント 3] 高齢者のいつもの状況、ベースラインを明らかにして、いつもと違う状況はアセスメントにつなげる

　特に心身の機能の低下した要介護状態の高齢者は、"その人"のいつもの状態を把握していくことがよい。バイタルサインで明らかに異常であれば、アセスメントにつなげることができるが、「元気がない」「顔色が悪い」「いつもなら起きているのに起き上がれない」「食事が食べられない」「寝てばかりいる」などの状態は放置されがちである。認知機能が低下していると、これらの状態に隠れている身体の苦痛や痛みを本人は訴えることができなくなる。これらの状況で、せん妄を引き起こしている可能性もある。

(2)「認知機能の低下」に対応する

　認知機能の低下した高齢者や認知症の人の場合、看護師は「何もわからない」「理解できない」と思いこみがちではないだろうか。しかし、身体に苦痛があったり、「病院というわけのわからないところに連れてこられて抑え込まれている」と考えている高齢者は、看護師の問いかけに反応しないことがある。特に治療やケアを拒否する高齢者には、その傾向がある。

　看護師は高齢者にきちんと自己紹介して、自分が看護師であること、ここが病院であること、現在入院していること、病気の治療を行っていることを、高齢者が普段使う言葉で簡単に、しっかりと伝える必要がある。短期記憶の障害などのために覚えられない高齢者に対しては、

紙に書いて伝えると、記憶に留めてもらえる可能性が高くなる。

●→「治療の拒否」のアセスメント

　「治療の拒否」は、パーソン・センタード・モデルに基づく心身のアセスメントの「③価値観、過去の体験」に該当する。自宅で穏やかに暮らしていた高齢者が、入院して治療を受けることで、基盤としてきた「自分の生活」を送れなくなることが影響している。

(1)「治療の拒否」の実際

　急性期病院の高齢者は点滴・チューブ・ドレーンなどを抜去しようとするなどの状況があり、治療・看護援助を障害する行動による対処困難感と共に看護師のケアの負担を引き起こしている。これらの「治療の拒否」の具体的な例を挙げる。

・治療やケアに対して抵抗する
・点滴を抜去しようとする
・処方薬の服用を嫌がったり、拒絶するなどの拒薬がある
・立位困難であるのに立ったり、歩いたりなど危険な行為をする
・必要な時にナースコールを押さない
・おむつをはずす、便を触るなどの不潔な行為をする
・落ち着きなく、あるいは興奮して手足を動かす
・食事を拒否する
・世話をされるのを拒否する

　点滴・チューブ・ドレーンなどを抜去しようとする高齢者は、急性期病院では多くみられる。これらの高齢者に対しては、「点滴・チューブ・ドレーンなどの目的を高齢者が理解しているか？」という観点、つまり疾患や治療の理解の程度を確認して治療に協力してもらうことが大切である。

(2)「治療の拒否」をPCCの考え方で捉える

　「高齢者はなぜ抜去しようとするのか」を、パーソン・センタード・ケアに基づくアセスメントを用いて考えてみる。

[脳の障害のアセスメント]
・医療者からの説明について、点滴やドレーンなどがイメージできない、わからない
・短期記憶の障害のために言われたことを忘れている
・注意力の障害のために注意して行動できない

［身体の健康状態のアセスメント］

・身体疾患があるために身体の苦痛や痛みがある

・難聴や視野狭窄など感覚器の障害がある

・チューブなど挿入部の痛みや苦痛、固定テープの痒みがある

・点滴チューブのために行動が制限される

・せん妄を起こしている

［社会心理のアセスメント］

・看護師や周囲の人が高齢者の理解力に合わせた点滴・チューブ・ドレーンに関する説明を十分していない

・本人に合わせたコミュニケーション方法を用いて伝えられていない

　これらのアセスメントを「高齢者の視点」から考えることが重要である。高齢者が点滴・チューブ・ドレーンなどの治療を拒否したり、危険な行動を起こしたりするのは、看護師から説明が十分されていないのかもしれない。

　看護師は高齢者に十分説明していると思っていても、実際は高齢者には伝わっていないことは、パーソン・センタード・モデルを用いて考えてみるとわかるだろう。高齢者は軽度認知障害などの「脳の障害」で短期記憶が障害され、点滴・チューブ・ドレーンなどについて説明があってもそれを本当に理解できなかった可能性がある。さらに「身体の健康状態」で難聴などのために聞き取れていない場合もある。また、高齢者はチューブが気になり、目に入るために説明されたときは理解していても忘れて引っ張ってしまう場合もある。そして、チューブで行動できないため、自ら行動を抑制してしまう。

(3) 高齢者が「必要な治療」と理解するために

　「高齢者が病気で治療中であること、点滴やドレーンが必要な治療であることを理解しているか」をアセスメントする。治療中であることが理解できないと点滴は不快で苦痛なのもとして判断され、抜去される可能性が高い。また、「点滴」という言葉が、実際の点滴針の挿入や点滴瓶からチューブで薬剤を投与する処置とつながらない場合もある。

　高齢者に点滴治療を行うことの理解をしてもらい、許可してもらう必要がある。点滴が本人の苦痛や痛みを軽減し、自宅に早く帰れることなどを説明すれば治療に協力してくれるはずである。老人性難聴や記憶障害のために1回説明しても十分理解してもらえない場合もあるが、図示して"見てわかる"ような方法をとれば、理解を深めること

ができる。

　チューブ・ドレーン挿入時には、苦痛の少ない針やチューブのサイズや種類を選択して痛みや苦痛をできるだけ少なくして挿入する。高齢者が「痛みがない」と言っても本当に痛みがないか、表情や行動で確認し、痛みがある場合には鎮痛剤などを検討する。このような対処をすることで、治療を受け入れてもらったり、治療に協力してもらうことにつながる。

⇒「痛み・苦痛」のアセスメント

(1)「痛み」を訴えられない高齢者・認知症の人

　高齢者の訴えで最も多いのは痛みであり、多くの高齢者が腰痛や関節痛などで苦しんでいる。高齢者の痛みに関連した疾患としては、変形性膝関節症や変形性脊椎症による腰下肢痛、三叉神経痛、がん性疼痛、五十肩、頸肩腕症候群などがあり、加齢に起因することが多く、難治性の疼痛を起こしやすいものでもある。

　高齢者は「痛みは我慢するもの」と考えがちで、入院しても痛みを訴えない傾向にある。痛みがあってもうまく対処してもらえなかった、「年相応」と言われて何もしてもらえなかった体験から、痛みがあっても訴えないこともある。また、認知症高齢者は大腿骨頸部骨折を起こしても痛みを訴えず、立ち上がれなくなったことで初めて骨折が発見されるなど、認知症の人は一見痛みがないように見える。

　痛みの評価を本人の訴えのみに頼っているわが国の医療では、高齢者や認知症の人の痛みは放置されやすいのが現状である。実際、看護師が認知症高齢者の痛みを把握するケースは「セルフレポート」が9割を占めていることが明らかになっている[6]。しかし、認知症の人は認知症でない人と同様に痛みを抱えており、その痛みは加齢や老年期の健康障害に関係した慢性痛であることが多い。

　急性期病院に入院する高齢者の多くは、身体疾患による痛みや苦痛があるが、それを言葉でうまく伝えられない場合も多い。高齢者は痛みがADL低下に直結しやすい。痛みを放置したままでは、せん妄・認知症・寝たきり状態を引き起こす可能性がある。痛みにきちんと対応することで、さまざまな関連した課題が解決しやすくなる。

(2) 高齢者の「痛み・苦痛」のアセスメント

　2002年、米国老年医学会は認知機能障害のある高齢者の痛みの指

標として、「顔の表情」「発語・発声」「身体の動き」「人間関係の変化」「活動パターン・日課の変化」「精神状態の変化」の6項目を挙げ[7]、活動や機能における最近の変化も含めて痛みの症状やサインをアセスメントする必要性を示した。

2004年には、アビーによって言語的に訴えができない認知症高齢者の痛みを観察によって評価する尺度「Abbey pain scale」が開発された[8]。高井らが「日本語版アビー痛みスケール」(APS-J)を開発し、信頼性・妥当性があることはすでに報告されている[9]。

APS-Jは看護師により認知症高齢者がベッドから車いすなどに移動介助を受けている場面、または自力歩行をしている場面を観察し、「声をあげる」「表情」「ボディランゲージの変化」「行動の変化」「生理学的変化」「身体的変化」の6項目に対して「0:なし」「1:軽度」「2:中程度」「3:重度」の4段階で評価するスケールである。認知機能レベルの低い者ほどAPS-Jの得点が高くなる傾向がある。

認知症の人に「痛みは大丈夫ですか?」と聞くと「大丈夫です」と答えがちなので、特に術後などは「この部分に痛みはありませんか?」と身体の部位をタッチしながら確認する必要がある。本人からの訴えがなくても、例えば、日本緩和医療学会のウェブサイトで確認できる「痛みの評価シート」などを用いて「日常生活への影響」「痛みのパターン」「痛みの強さ」「痛みの部位」「痛みの性状」などで、痛みのアセスメントをすることが求められる[10]。

高度な痛みが寝たきりや認知症まで発展することも稀ではない。慢性疼痛は急性疼痛と異なり、種々の要因が考えられ、痛みの要因に関するアプローチも重要である。特に高齢者の慢性疼痛の場合は、抑うつや不安など心理的な要因、さらにはADLや睡眠障害、自己の価値観の低下なども関連している。単に身体的な兆候として捉えるのではなく、トータルにみていく必要がある。

(3) 痛みを持つ高齢者のケースから考える

痛みを持つ85歳の女性Aさんのケースで具体的に考えたい。Aさんは、認知症・骨粗鬆症・便秘も抱えて、自宅で訪問看護を利用して暮らしている。

Aさんは1週間前、よろけてしりもちをついたが、骨折や外傷はなかった。3日前から食欲がなく、部屋から出ないで寝ているようになった。訪問看護師による体位交換の際には強い痛みがあり、仰向けの姿勢を嫌がる。しかし、本人に聞いても、身体のどこが痛むのかはっきりしない。

次に「高齢者の特徴を捉えた痛みのアセスメント」を行う。まず、Aさんがいつもより動く範囲が少なく、部屋から出ないで寝ているようになったのは「いつもと違う」貴重なサインである。実はAさんは、臥床姿勢から起き上がろうとする瞬間に鋭い痛みが生じても、立ち上がれば比較的痛みを感じることはなく、歩行もできる。このような痛みは「体動時腰痛」とも言われている。

体位交換の際の痛みと仰向け姿勢のときに痛みがある場合は、圧迫骨折の可能性が高い。時間の経過とともに体動時腰痛は軽くなるが、骨折が治る頃まで瞬間的に生じる痛みとして続く。骨折が治癒していない時期によく動いたりすると、この体動時腰痛が増強することがよくある。そして、Aさんは圧迫骨折の診断を受けた。

Aさんは、受傷後1カ月、不安定で容易に変形しやすい骨折部に硬めのコルセットを使用し、骨折の程度によってはギプスを身体に巻いて痛みを軽くし、変形の進行をできるだけ防いだ。なお、椎体の後方部まで骨折している場合は、神経が破壊されて足がしびれたり、動きにくくなったり、尿が出にくくなったりする場合もあるので注意が必要である。

高齢者の慢性痛は、若年者に比べて痛みが自覚されにくく、しかも臨床症状が典型的でないことが多い。また、一般成人に比べ、痛みがそれほど強く出ないが、活動（行動）制限は大きく出現する場合がある。痛みの評価には、痛みの強さだけでなく、「Sickness Impact Profile（SIP）」（31ページ）のように痛みに対する活動（行動）を検索することが重要である。

➡️「マルチモビディティ」のアセスメント

本項1-3の最後に「パーソン・センタード・モデルに基づく心身のアセスメントの統合」の全体にかかる重要なアセスメントを考えたい。それは高齢者における疾患の「マルチモビディティ：multimorbidity（多疾患並存）」である。高齢者の全体像をアセスメントする上で必要なものである。

(1) 増加傾向にあるマルチモビディティを有する高齢者

高齢者は多くの慢性疾患を抱えており、それらの身体疾患を背景に、「フレイル：frailty（脆弱）」「ポリファーマシー：polypharmacy（多剤併用）」「合併症」などさまざまな課題を抱えている。「マルチモビディティ」は、2つ以上の慢性疾患が1人に併存している状態であり、

中心となる疾患を特定できない状態を示している[11]。

　高齢化や疾病構造の変化により、マルチモビディティを有する患者は増加傾向と考えられており、特に高齢者医療においては、最も重要な臨床上の課題の1つとして認識されている。

　全国一般住民のデータを用い、わが国のマルチモビディティ・パターンを統計学的に分析し、「心血管／腎／代謝疾患パターン」「神経／精神疾患パターン」「骨／関節／消化器疾患パターン」「呼吸器／皮膚疾患パターン」「悪性／消化器／泌尿器疾患パターン」の5つの疾患併存パターンが同定された[12]。例えば、「心血管／腎／代謝疾患パターン」では心疾患・脳卒中・高血圧・腎疾患・脂質異常症・糖尿病、「骨／関節／消化器疾患パターン」では腰部疾患・関節疾患・膠原病・消化器疾患などの慢性疾患が挙げられている。

　高齢者の場合は、これらのパターンに「軽度認知障害」や「認知症」が重複するケースが多いことが予想されるので、さらに複雑な状況を引き起こしている。

　パーキンソン病の高齢者では、ポリファーマシーによる薬剤負荷、サルコペニア、認知機能障害を中心に問題が発生し、マルチモビディティだけでなく、フレイルなども影響して、日常生活が困難になり、入院することも多くなる。特に抗精神病薬による遅発性ジスキネジアやドパミン関連薬剤によるジスキネジアが出現し、その症状緩和のためアマンタジンを投与した結果、副作用で下肢浮腫が出現、その浮腫を改善するため利尿薬のフロセミドを使用すると尿意切迫となり、神経因性膀胱の診断で抗コリン薬の投与を行った結果、転倒・骨折して入院するという悪循環に陥る[13]。

(2) マルチモビディティの高齢者のアセスメントで注意すること

　マルチモビディティの高齢者には、加齢による身体的機能障害を基盤とした自律機能の状態も含めた多疾患の総合的なアプローチを行う。疾患を包括的にアセスメントする必要があるが、それだけではなく、自律やADLの問題、生きることの価値観や意志決定なども含めたアセスメントが必要である。

　それはまさにパーソン・センタード・ケアに基づくアセスメントで、"その人"の全体像や価値観を理解しなければできない。下記のような場合は、特に注意が必要である。

・治療や日常生活も含めて、セルフケアが難しく、要介護状態など他者の支援が必要である

図1-10 BPSDに対する内服薬療法のフローチャート

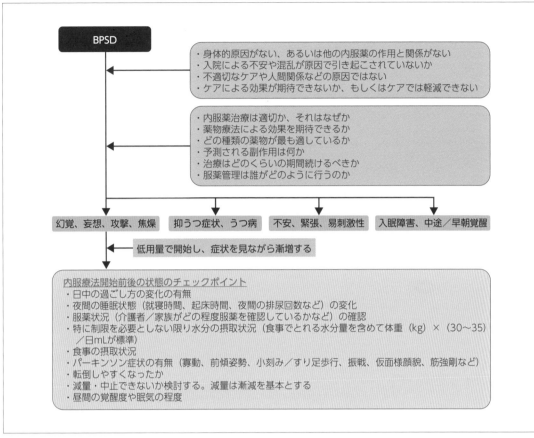

BPSD

・身体的原因がない、あるいは他の内服薬の作用と関係がない
・入院による不安や混乱が原因で引き起こされていないか
・不適切なケアや人間関係などの原因ではないか
・ケアによる効果が期待できないか、もしくはケアでは軽減できない

・内服薬治療は適切か、それはなぜか
・薬物療法による効果を期待できるか
・どの種類の薬物が最も適しているか
・予測される副作用は何か
・治療はどのくらいの期間続けるべきか
・服薬管理は誰がどのように行うのか

| 幻覚、妄想、攻撃、焦燥 | 抑うつ症状、うつ病 | 不安、緊張、易刺激性 | 入眠障害、中途／早朝覚醒 |

低用量で開始し、症状を見ながら漸増する

内服療法開始前後の状態のチェックポイント
・日中の過ごし方の変化の有無
・夜間の睡眠状態（就寝時間、起床時間、夜間の排尿回数など）の変化
・服薬状況（介護者／家族がどの程度服薬を確認しているかなど）の確認
・特に制限を必要としない限り水分の摂取状況（食事でとれる水分量を含めて体重（kg）×（30〜35）／日mLが標準）
・食事の摂取状況
・パーキンソン症状の有無（寡動、前傾姿勢、小刻み／すり足歩行、振戦、仮面様顔貌、筋強剛など）
・転倒しやすくなったか
・減量・中止できないか検討する。減量は漸減を基本とする
・昼間の覚醒度や眠気の程度

［出典］引用文献15）を著者が一部修正

・フレイルの兆候があり、歩行機能の低下や転倒のリスクが高い
・入退院を繰り返している。またはたびたび救急外来に搬送されるなど、身体的な急変を来しやすい
・何らかのフォーマル・インフォーマルなサポートやサービスを受けており、さらなるサービスが必要である
・日常的に複数の薬が処方されている

　高齢者はマルチモビディティであることから、ポリファーマシーになりやすいことが指摘されている。したがって、高齢者の内服薬の管理やポリファーマシーに関するアセスメントを行い、薬剤の副作用による有害事象がないようにケアを進めなければならない。

　ポリファーマシーとは、必要とする以上の薬や不要な薬が処方されていることによって、有害事象のリスク増加や、誤った方法での服薬（服薬過誤）、服薬アドヒアランス*2の低下などの問題につながる状態を指す。特異的薬物有害事象としての転倒・大腿骨頸部骨折を起こ

＊2 服薬アドヒアランス

患者が自分の病気を理解し、医師の治療方針に積極的に協力しながら正しく服薬すること。

し、さらには生活の質の低下を起こしやすい。多剤投与による影響の研究では、6種類以上の薬剤の内服により、有意に薬物有害事象および転倒を引き起こしやすくなるとされている [14]。

特に、認知症高齢者の場合は、BPSD（認知症の行動・心理症状）に対して向精神薬を使用する場合も多い。その結果、眠気・ふらつき・歩きにくさ・じっと座っていられない・便秘などが生じやすくなるなどが起こってくる。まず、BPSDに対する内服薬療法のフローチャート（図1-10）のように「内服薬が必要であるか」どうかを、十分検討しなければならない [15]。

(3) 高齢者の内服におけるポイント

最後に、高齢者の内服に関する注意点をまとめる。

①薬を服用することを本人に説明する

便秘に対する緩下剤などは、本人に薬の効能を伝えないで処方し、内服してしまう場合があるが、本人にきちんと伝える。

②副作用も含めて症状の変化や体調の観察をする

特に新しく処方された内服薬の場合、副作用を含めて症状の変化などを観察する。

③誤って他の人が服用しないように保管場所を決めて管理する

同居している他の高齢者が誤って飲んでしまわないように、薬は保管場所をしっかり決めて管理する。

④症状に変化があったら、医師・薬剤師など多職種に報告する

服用によって症状が改善、あるいは悪化したときには、その状況を医師・薬剤師等に報告し、多職種連携で取り組む。

⑤入院の際にはお薬手帳を確認して活用する

入院時には、自宅で何の薬を飲んでいるのかをはっきり伝える、あるいはお薬手帳を活用して、多剤重複しないかどうかを確認する。

副作用が発生したポリファーマシーへの対応としては、薬物療法の見直しが必要になる。薬は推奨範囲内のものであるか、担当医を含めチームで連携して検討する。その際、看護師は内服薬の効果などが最もわかる立場であるので、高齢者の状態を正確に伝える。

ベンゾジアゼピン系睡眠薬などは、高齢者の場合、転倒などの副作用を起こしやすくなるため、できるだけ処方を避けたほうがよい。ベンゾジアゼピン系睡眠薬では、睡眠薬を飲み始めて間もない時間で転倒のリスクが最も高いが、注意すべきは催眠・鎮静作用が切れた後でも筋弛緩作用が残るため、夜間・早朝にトイレに起きたときなどに転

倒を起こすリスクがあることである。セルフケアが可能な高齢者の場合は、高齢者本人に伝えて転倒を予防していく必要がある[16]。

【引用文献】
1）水野裕監訳，ブラッドフォード大学認知症ケア研究グループ：DCM（認知症ケアマッピング）理念と実践，認知症介護研究・研修大府センター，2011.
2）白山真理子，沼賀二郎：視力障害，p.87-91，高齢者の総合診療ノート，日本医事新報社，2017.
3）Piers Dawes, Richard Emsley, Karen J Cruickshanks, David R Moore, Heather Fortnum, Mark Edmondson-Jones, Abby McCormack, Kevin J Munro：Hearing loss and cognition：the role of hearing AIDS, social isolation and depression, PLoS One, 11;10（3）：0119616, 2015.
4）小出由美，山田紀代美：介護施設に入所中の高齢者における難聴スクリーニング法の検討，日本看護研究学会雑誌，43（1），p.77-85，2020.
5）国立がん研究センター先端医療開発センター精神腫瘍学開発分野：せん妄に関する研究
https://www.ncc.go.jp/jp/epoc/division/psycho_oncology/kashiwa/research_summary/040/index.html
6）北川公子：認知機能低下のある高齢患者の痛みの評価：患者の痛み行動・反応に対する看護師の着目点，老年精神医学雑誌，23（8），p.967-977，2012.
7）American Geriatric Society：The management of persistent pain in older adults. J Am Geriatric Soc 50：S205-224, 2002.
8）Abbey J, Piller N, De Bellis A, Esterman A, Parker D, Giles L, Lowcay B.：The Abbey pain scale：a 1-minute numerical indicator for people with end-stage dementia., Int J Palliat Nurs.10（1）：6-13, 2004.
9）Takai Y, Yamamoto-Mitani N, Chiba Y, Kato A.：Feasibility and clinical utility of the Japanese version of the Abbey pain scale in Japanese aged care. Pain Manag Nurs. 15（2）：439-48, 2014.
10）日本緩和医療学会：がん疼痛の薬物療法に関するガイドライン2010 痛みの評価シートの例
http://www.jspm.ne.jp/guidelines/pain/2010/chapter02/02_02_02.php
11）石丸宗康編集：多疾患併存患者を臓器横断的に診る！ 外来・病棟でのマルチモビディティ診療，金芳堂，2020.
12）Takuya Aoki, Yosuke Yamamoto, Tatsuyoshi Ikenoue, Yoshihiro Onishi, Shunichi Fukuhara：Multimorbidity patterns in relation to polypharmacy and dosage frequency：a nationwide, cross-sectional study in a Japanese populationp, 28;8（1）：3806, 2018.
13）大浦誠：ケースで学ぶマルチモビディティ［第6回］神経／精神科疾患パターン パーキンソン病を軸にしたアプローチの例，週刊医学会新聞，2020.09.14.
14）日本老年医学会，日本医療研究開発機構研究費・高齢者の薬物治療の安全性に関する研究 研究班：高齢者の安全な薬物療法ガイドライン2015
https://www.jpn-geriat-soc.or.jp/info/topics/pdf/20170808_01.pdf
15）厚生労働省：認知症に対するかかりつけ医の向精神薬使用の適正化に関する調査研究：かかりつけ医のためのBPSDに対応する向精神薬使用ガイドライン（第2版）
https://www.mhlw.go.jp/file/06-Seisakujouhou-12300000-Roukenkyoku/0000140619.pdf
16）後藤内科医院：高齢者の不眠症
http://goto-naika.c.ooco.jp/iphone/sle ep/koreifumin.html

パーソン・センタード・ケアでつながる「多職種連携」

鈴木 みずえ　Mizue Suzuki

第1章　パーソン・センタード・ケアを基盤とした高齢者看護過程

　本項 1-4 では、言葉でうまく訴えることができない高齢者の思いを聴き、それを病院・地域を含めた多職種で共有していくときの基本となる「パーソン・センタード・ケア」の考え方を解説する。「5 つの step からなるアセスメントフロー」の後に続くものとなるが、超高齢社会に突入した日本では、高齢者に関するさまざまな課題は看護師だけで解決できる問題ではない。看護師は積極的に「多職種連携」に取り組む必要がある。本書第 5 章（210 ページ～）も参考にしてほしい。

「地域包括ケアシステム」と多職種連携

（1）急性期病院にも必要な「地域包括ケアシステム」への意識

　高齢者は言葉で想いや気持ちを伝えることができにくくなる。特に認知症が重度になると言語的な表現が難しくなる。多職種連携は、超高齢社会に突入した日本では、要介護高齢者の介護、地域・在宅医療の取り組み、医療費削減といった高齢者に関するさまざまな課題は、看護師だけで解決できる問題ではない。

　図 1-11 に示すように、厚生労働省は 2025 年を目標に高齢者や認知症の人の尊厳の保持と自立生活を支援するこことを目的として、可能な限り住み慣れた地域で自分らしい暮らしを人生の最期まで続けることができるよう、地域における医療介護関係機関が連携して、包括的かつ継続的な治療・ケアを高齢者とその家族に提供できるサービス提供体制の構築を推進している。これが「地域包括ケアシステム」[1]で、市町村が中心となって高齢者医療・介護の連携構築と質の向上や効率的なサービスを提供することを図っている。急性期病院も「病院のみでの対応」ではなく、高齢者が退院後、「地域包括ケアシステム

図 1-11 地域包括ケアシステム

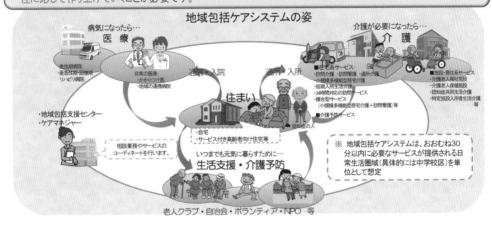

○ 団塊の世代が75歳以上となる2025年を目途に、重度な要介護状態となっても住み慣れた地域で自分らしい暮らしを人生の最後まで続けることができるよう、住まい・医療・介護・予防・生活支援が一体的に提供される地域包括ケアシステムの構築を実現していきます。

○ 今後、認知症高齢者の増加が見込まれることから、認知症高齢者の地域での生活を支えるためにも、地域包括ケアシステムの構築が重要です。

○ 人口が横ばいで75歳以上人口が急増する大都市部、75歳以上人口の増加は緩やかだが人口は減少する町村部等、高齢化の進展状況には大きな地域差が生じています。

地域包括ケアシステムは、保険者である市町村や都道府県が、地域の自主性や主体性に基づき、地域の特性に応じて作り上げていくことが必要です。

[出典] 厚生労働省：地域包括ケアシステム　1）
https://www.mhlw.go.jp/stf/seisakunitsuite/bunya/hukushi_kaigo/kaigo_koureisha/chiiki-houkatsu/

を活用しながら生活すること」を予測して、「地域における多職種連携」に関わる必要がある。地域における多職種とは、具体的に示すと図 1-12 のような職種等のことである。

(2)「多職種連携」の意義とメリット

病院内では、「治療」に関しては医師、「身体機能の回復」に関しては理学療法士・作業療法士・言語聴覚士が担当している。「抗認知症薬や BPSD の治療・薬剤」に関しては医師・薬剤師、理学療法士・作業療法士が関わるだろう。「退院調整・在宅ケア」に関しては病院の MSW だけでなく、地域のケアマネジャーなどさまざまな職種の連携が必要になる。そして、看護師はこれら全てに関わることになる。

つまり、「多職種連携」とは、各職種が専門性を活かし、目的と情報を共有して役割を分担するとともに互いに連携・補完し合い、高齢者と家族の状況に適したケア体制を整えることである。

多職種連携の意義とメリットはさまざまだが、主なものを挙げると、以下の 3 点になる。

図1-12 多職種連携

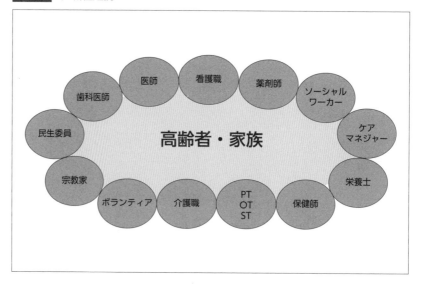

・高齢者や家族の複雑なニーズ（治療、転院・退院、在宅療養など）に対応できる
・チームで目標設定をすることで、各職種が専門的な知識を活かしながら、専門性を強化して高齢者・家族に必要なケアやシステム構築を検討できる
・連携を振り返ることで、それぞれの専門性を高めることができる

⇒ 多職種で共有する「心身のアセスメントの統合」

　高齢者は入院することで、病院の中で「5つのstepによるアセスメントフロー」の対象になる。通常は多職種がそれぞれstep1「情報収集」を個別に行うが、step2「心身のアセスメントの統合」では、多職種による情報共有が大切になる。

①疾患と治療および認知機能に関するアセスメント

　step2のアセスメントでは「脳の障害」と「身体の健康状態」が重要である。「脳の障害」においては、認知症などの疾患の診断名やBPSDだけではなく、記憶障害やコミュニケーション能力など話し言葉や文字による言語能力の程度、さらには実行機能障害（記憶障害、視空間障害、失行・失認・言語障害）などについて情報を共有して理解する必要がある。

　例えば、実行機能障害の視空間障害などは、転倒のリスクや身体拘束のリスクを引き起こしやすくなる。医師・看護師・理学療法士・介

護職の連携を行い、視空間障害に関連した生活障害（着衣動作・移動動作）に着目することで、脳の障害に関する根本原因を明らかにしてケアを連携して行うことで転倒や身体拘束の予防につながる。

また、「身体の健康状態」においては、身体疾患そのものと身体疾患に関連した障害や苦痛をアセスメントする。特に認知症がある場合は、骨折による痛みや便秘の苦痛からBPSDを起こしやすくなることは頭に入れておきたい。

具体的には、生活障害に着目することが重要である。質の高い睡眠という生活の質を向上するようなベンゾジアゼピン系睡眠薬などの内服薬にも副作用があり、それは生活の質を低下させやすい。そのため、医師・薬剤師・看護師・介護職・理学療法士の連携は欠かせない。理学療法士や作業療法士は、高齢者のADLや生活機能を評価する役割があるので、「高齢者"その人"が主体的に活動したい想い」を聴くことも合わせて検討するように依頼する。

②生活機能に関するアセスメント（生活歴）

高齢者の過去の職業や生活から、その人に合わせたコミュニケーションを検討することができる。慣れ親しんだ生活に関する話題・音楽・慣習は、高齢者が安心して生活することに役立つ。

例えば、アクテビティケアの際にも、ただ折り紙や塗り絵を行うのではなく、生活歴に関連したライフレビューにつながる絵画活動などを行うことは、高齢者の人生の統合にとって「意味のある活動」といってよいだろう。生活歴に関する情報を、看護師と理学療法士・作業療法士で共有することで、高齢者の生活の質は向上する。

③価値観、過去の体験に関するアセスメント（性格傾向）

高齢者には、社交的な人、引っ込み思案で人と話すのが苦手な人、歌を歌うなどのアクテビティより本を読んだりすることを好む人など、実にさまざまな人がいる。それぞれの性格傾向を趣味などの情報からアセスメントすることは入院後に役に立つ。

入院生活は安静臥床するのが基本だが、高齢者は入院関連障害などから歩行機能や認知機能が低下しやすい。そこで、入院生活においても意味のある生活が維持できるように、外来受診から入院中に継続できる趣味活動を持ってきてもらうことが重要である。

例えば、定期的に外来に通ってきていた高齢者の場合、外来看護師が高齢者の生活や性格を把握し、それを病棟看護師に継続することが可能である。

④心理的ニーズに関するアセスメント（社会心理）

入院生活で高齢者の社会心理に該当するのは、病棟看護師などのス

タッフと高齢者自身の人間関係である。この関係をよりよいものにしてコミュニケーションを促進するために、昔、輝いていた時代の写真、家族旅行の写真などを持参してもらい、床頭台に置くとよいだろう。そのことで、コミュニケーションが円滑になり、高齢者の好みや価値観などをさらに知ることができる。

◈ パーソン・センタード・ケアにおける多職種連携の「目標」

(1) 看護における "個別ケア" に欠けているもの

　パーソン・センタード・ケア（PCC）を提唱したキッドウッドの死後、PCC をさらに発展させたブルッカーによると、「PCC は 4 つの主な要素が同等に揃うこと」[2]　と定義している。

　4 つの要素「VIPS」とは、

「V」Valuing people（人々の価値を認める）

「I」Individualized care（個人の独自性を尊重する）

「P」Personal perspective（その人の視点に立つ）

「S」Social environment（相互に支え合う社会的環境を提供する）

であるが、PCC はこれら 4 つの要素のうちどれかの要素が他よりも優先されるわけではなく、同じ程度に含まれるものである（17 ページ）。

　したがって、看護における "個別ケア" とは、I の個人の独自性を尊重したアプローチに近いものであるが、V（人々の価値）、P（高齢者の視点）、S（人間関係）が欠けているために、PCC ではないし、高齢者本人のニーズに対応するためのケアにはならない。

(2) 高齢者の目標と多職種連携のポイント

　PCC における多職種連携においては、VIPS を基盤として、下記のように高齢者の目標と多職種連携のポイントを考える。

① "その人" の価値を認める

　入院生活において "その人" らしく過ごせるための高齢者の 1 人ひとりの価値を認めて、入院中の生活の質を高めることで回復後に入院前の生活に戻ることができ、最期まで "ひとりの人" として尊厳を維持して過ごすことができる

［多職種連携のポイント］全ての職種が高齢者の興味や関心を把握して、継続してケアの質向上に取り組んでおり、ケアの質向上のための仕組みづくりやサポート体制が整っている。

②個人の独自性を尊重したアプローチ

高齢者の身体疾患の特徴や個人の背景、価値観、好き嫌いやお気に入りを踏まえて、高齢者の強み・弱みをアセスメントして、独自のケアプランを作成する。

[多職種連携のポイント] 全ての職種が"その人"の生活歴や生き生きと輝いていた時代を知って、それらをケアに反映している。

③"その人"の視点に立つ

高齢者の生活上の好みや最期の段階の医療の選択も含めた意思決定に関して、本人の言葉を引き出したり、"その人"の行動・心理に関して、"その人"の視点からアセスメントする。

[多職種連携のポイント] 全ての職種が高齢者の生活上の好みや最期の段階の医療の選択も含めた意思決定について、本人の言葉を引き出したり、理解しようとしている。

④相互に支え合う社会的環境

高齢者が周囲の人々と良好にコミュニケーションがとれて、病院も含めた地域に居場所があり、温かく受け入れられる雰囲気がある。高齢者も社会の一員として社会に参加できるような関わりを継続する。

[多職種連携のポイント] 全ての職種が高齢者の入院や療養の場の変化に伴う心身の苦痛を理解し、社会の一員として、高齢者を認めて、病院や地域において高齢者との関わりを持つ。

高齢者の療養場所の変化と多職種チームによる支援

高齢者の療養場所は病院だけではない。在宅、介護保険施設など、そのときに状況に合わせて生活の場は変化する。それぞれの時期の高齢者の課題に効果的に対応するために多職種連携は行われる。

(1) 病院のチーム医療と関係する多職種

病院のチーム医療は、医療環境の中で多職種がお互いに対等に連携して治療やケアに当たることで患者中心の医療を実現しようというものである。特に高齢者の場合は医療だけではなく、保健や福祉などさまざまな専門分野の領域の知識が必要なことから、医師・看護師だけでなく、薬剤師・管理栄養士・理学療法士・作業療法士・言語聴覚士・検査技師などの医療従事者が、互いの専門性を尊重し、1つのチームを結成して治療・ケアに当たる。

病院では、認知症サポートチーム（DST：Dementia Support Team）、栄養管理サポートチーム、摂食嚥下チームなどの専門性の高

表1-8 病院でのチーム医療における多職種連携

チーム名	ケアの対象	主な関係職種
認知症サポートチーム	認知機能が低下した患者（認知症と診断された患者）	看護師（認知症看護認定看護師、物忘れ評価外来・各病棟看護師）、医療ソーシャルワーカー、薬剤師、作業療法士（理学療法士・言語療法士も含む）、管理栄養士など
栄養管理サポートチーム	病状や治療の副作用によって食欲が低下したり、栄養状態が低下したりしている患者	医師、看護師、薬剤師、管理栄養士、歯科医師、歯科衛生士、臨床検査技師など
摂食嚥下チーム	摂食嚥下障害のある場合、あるいは放射線治療後に、食べ物の咀嚼や飲み込みが不自由になった患者	医師、看護師、薬剤師、管理栄養士、放射線技師、臨床検査技師、言語聴覚士、作業療法士、歯科医師、歯科衛生士など
リハビリテーションチーム	手術、化学療法、放射線療法によって、身体機能が低下した患者（起き上がり・移動・歩行などの不自由さ、呼吸の困難さがある患者）	医師、看護師、理学療法士、作業療法士、言語聴覚士、義肢装具士、医療リンパドレナージセラピストなど
褥瘡管理チーム	寝たきりの状態が長くなり、床ずれ（褥瘡）ができてしまう患者	医師、看護師（皮膚・排泄ケア認定看護師）、理学療法士、薬剤師、管理栄養士、医療ソーシャルワーカー
緩和ケアチーム	日常生活における体のつらさ、痛み、吐き気・嘔吐、心の落ち込み、悲しみなどの症状のある患者	医師、看護師（がん看護専門看護師、緩和ケア認定看護師、がん性疼痛看護認定看護師）、薬剤師、管理栄養士、放射線技師、臨床検査技師、理学療法士、作業療法士、言語聴覚士、医療ソーシャルワーカー、医療リンパドレナージセラピスト、臨床心理士など
退院支援・調整チーム	退院後もさまざまな生活ニーズや課題を持つ患者・家族（そのニーズや課題に応じて、適切な療養状況の選択支援等を行い、患者や家族にとって安心した退院の実現を促進する）	主治医、薬剤師、栄養士、臨床心理士、病棟看護師、病棟退院調整リンクナース、医療ソーシャルワーカー、退院調整看護師、リハビリテーション部門（理学療法士・言語聴覚士・作業療法士）

い取り組みを行う。いずれも高齢者の最大限の能力を引き出し、本人にとってもっともよい治療を行う医療現場の取り組みである（表1-8）。

(2) 在宅・地域における多職種連携

最近では、入院早期の段階から、在宅支援・調整チームが関わることが多くなってきた。病院のチーム医療で多職種によるサポートメンバーが決まれば、高齢者とその家族を中心に退院前カンファレンスが行われ、退院後の療養体制を決定していく。入院の早期の段階で専門職が顔合わせをすることにより、在宅へ向けての移行がより円滑で安心できるものとなる。

地域における多職種による支援は、まさに「パーソン・センタード・ケアに基づいた多職種連携」といえるものである。特に、訪問看護を担当する看護師は、高齢者の病棟での医療情報を引き継いで実際に居宅生活を見守る中で、再入院につながる症状の悪化や転倒リスク等の不安要素などを察知できる立場にあり、退院後の在宅療養中に本人と家族を孤立させることなく、必要に応じて医療や地域へつないでいくという大切な役割がある。実際、主治医の特別指示書があれば、退院

表1-9 パーソン・センタード・ケアに基づいた多職種連携　各職種の主な役割

職　種	専門職としての本来的な役割	連携上の役割
看護師 ・老人看護専門看護師 ・脳卒中リハビリテーション看護認定看護師 ・皮膚・排泄ケア認定看護師 ・摂食・嚥下障害看護認定看護師 ・認知症看護認定看護師	・本人の想いと健康状態の把握 ・ニーズに応じた生活支援、環境調整 ・意思決定の支援 ・家族の介護負担感、健康状態などの把握	・高齢者の視点からの情報収集と提供 ・多職種連携における調整者 ・ケア・薬物療法・リハビリテーション・アクティビティケアの効果に関する情報提供
保健師	・地域で生活することに関する本人の想いと健康状態の把握 ・地域で生活するための支援の必要性に関するアセスメント ・介護予防・転倒予防・認知症予防に関する評価	・在宅・地域において高齢者の想いや願いを重視し、最期まで地域で過ごすことができるように健康づくりの支援や疾病の予防
医師	・身体疾患に対する治療 ・認知症の症状やせん妄への対応 ・認知症の人とその家族に対する適切な情報提供と意思決定支援	・他科・他職種の介入コーディネート ・医学的観点からの助言、支援 ・院外の医療機関等との連携支援
薬剤師	・残薬確認を含む服薬アドヒアランスの確認 ・服薬指導を含む薬剤管理支援 ・薬物療法（抗認知症薬・向精神薬・睡眠薬など）の効果確認 ・副作用のモニタリング	・薬歴、副作用歴などの把握と周知 ・適切な剤型選択、投与経路の検討 ・多剤併用の是正、重複投与や薬物有害事象の回避など
リハ職 ・理学療法士（PT） ・作業療法士（OT） ・言語聴覚士（ST）	・動きたいと思う本人の想いや希望 ・基本的 ADL や手段的 ADL の回復評価と本人の想い ・言語聴覚能力・嚥下機能評価と本人の想い	・日常生活活動や社会参加機能の評価の情報の提供 ・継続した生活上の留意点の提供 ・輝いていた時代の役割、興味、習慣等の把握 ・家族、生活環境の把握
介護福祉士	・本人の想い（好みや価値観、生活習慣など） ・輝いていたときの仕事や役割 ・日常生活のケアにおけるニーズの把握	・本人の想い、ニーズ、意思を他職種に伝え、実現可能なサービスへつなげる ・日常生活の変化などの情報を他の医療・介護サービスに提供して QOL を高める
ソーシャルワーカー	・本人の想いや意思を把握する ・各制度、入退院に関わる情報提供 ・退院調整支援（退院後の生活設計支援）	・退院後の調整に関して本人の意思の確認、意思を実現するための退院調整などのサービスへつなげる ・フォーマルサービス・インフォーマルサービスを紹介・仲介し、退院後の生活を踏まえた保健・医療・福祉サービスの提供を支援する
介護支援専門員 （ケアマネジャー）	・介護保険事業所などで、介護保険において要介護と認定された高齢者をアセスメントしてケアプランを作成する。本人のニーズや想いをケアプランに反映させる	・地域包括支援システムにおける相談・助言、連絡調整を行う

後 2 週間は医療保険の枠内で訪問看護が可能である。

　入院日数が短期化されていく中で、高齢者は入院前よりも運動機能が低下した状態で退院せざるを得ないことが多くなり、それに起因して寝たきりになりやすい。退院後の生活を支える訪問看護へのスムーズな移行が必要で、それを実現するのが多職種連携である。

在宅における多職種の役割と連携上求められていることを**表1-9**に示した。介護支援専門員（ケアマネジャー）らが中心となり、看護師・保健師などのチームで介護予防が行われるが、病院にはない在宅・地域ならではのパーソン・センタード・ケアである。

→ 高齢者の意思決定支援

最後に「高齢者の意思決定支援」について述べる。「意思決定支援」において重要なキーワードとなるのが「アドバンス・ケア・プランニング（ACP）」である。

ACPとは、将来の変化に備え、医療およびケアについて、高齢者を中心に、家族や近しい人、医療・ケアチームが、繰り返し話し合いを行い、高齢者本人の意思決定を支援するプロセスのことである。

病院では、初回の入院の際に、高齢者が病気を抱えながらどのように生活したいのか、どこで暮らしたいのかといった高齢者の意思を確認する必要がある。それぞれのチームで連携しながら確認すればよいが、特に高齢者との関わりが重要になるのは在宅支援・調整チームにおける意思決定支援と思われる。

図1-13の浜松市版「人生会議手帳」のように「自分の人生を振り返り、これからの人生について考えてみましょう」「もし生きることができる時間が限られているとしたら、あなたにとって大切なことはどんなことですか？」などを検討していく。そして、点滴治療、中心静脈栄養、経鼻経管栄養法などに対する意思なども確認し、実際に終末期になった際の医療の選択について考えておくとよい。

なお、これらの最終段階の治療に関する意思決定は、1回で終わるものではなく、高齢者の気持ちも変化するので、それぞれの経過の中で話し合いを繰り返すことが重要である。ACPは「高齢者が今をよりよく生きること」につながる大切なプロセスである。

*

高齢者は家族や周囲の人に遠慮したり、「迷惑をかけてはいけない」と自分の本音を表現しないことが多い。そのために高齢者に関わる多職種チームで高齢者の日常生活の中で、本人の意思の形成、表出、実現を支援しながら、それぞれが関わるケアの場面を通して高齢者の意思を引き出していく支援が必要となる[4]。さらには、これらの日常生活の意思決定を支援していくことが、最終段階の医療やケアに対する意思決定支援につながるのである。

図 1-13 浜松市版「人生会議手帳」令和元年 12 月初版（一部抜粋）

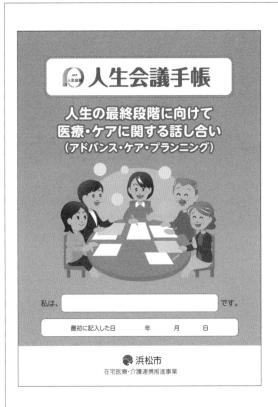

人生会議手帳

人生の最終段階に向けて
医療・ケアに関する話し合い
（アドバンス・ケア・プランニング）

私は、＿＿＿＿＿です。

| 最初に記入した日 | 年 | 月 | 日 |

浜松市
在宅医療・介護連携推進事業

記載日：　年　月　日
修正日：　年　月　日
修正日：　年　月　日

自分の人生を振り返り、これからの人生について考えてみましょう

● わたしの生きがい

● わたしがこれからしたいこと

● わたしが気がかりなこと

大切にしていることは何かを考えてみましょう

あなた自身や親しい方が重体や危篤になった経験や、親しい方を亡くした経験はあるでしょうか？ご自身やご家族や友人の経験、またはテレビや映画の場面を通じてお感じになったことについてお伺いします。

●「こんな最期だったらいいな、こんな治療やケアを受けたいな」と感じたことはどんなことですか？

●「こんな最期は嫌だな、こんな治療やケアは嫌だな」と感じたことはどんなことですか？

4

記載日：　年　月　日
修正日：　年　月　日
修正日：　年　月　日

もし生きることができる時間が限られているとしたら、あなたにとって大切なことはどんなことですか？以下の中から選んでみてください。（複数回答可）

□ 家族や友人のそばにいること　　□ 少しでも長く生きること
□ 仕事や社会的役割が続けられること　　□ 好きなことができること
□ 身の回りのことが自分でできること　　□ ひとりの時間が保てること
□ できる限りの治療が受けられること　　□ 自分が経済的に困らないこと
□ 家族の負担にならないこと　　□ 家族が経済的に困らないこと
□ 痛みや苦しみがないこと
□ その他（具体的に書いてください）

またその理由を書いてみましょう

5

記載日：　年　月　日
修正日：　年　月　日
修正日：　年　月　日

※実際に終末期になった際には、医療者から説明を受け、話し合ったうえで確認されます。

1. 基本的な希望（希望項目にチェックしてください）
　（1）痛みや苦痛について
　　□ できるだけおさえてほしい □ 必要なら鎮静剤（うとうとする薬）を使ってもよい
　　□ 自然のままでいたい
　　□ その他（具体的に 　　　　　　　　　　　　　）
　（2）最期を迎えたい場所は
　　□ 病院 □ 自宅 □ 施設 □ 病状に応じて
　　□ その他（具体的に 　　　　　　　　　　　　　）

2. 終末期のときの医療に対する希望（希望項目にチェックしてください）
　＊P10からの具体的な説明を参考にお考えください
　（治療の選択のときに、意向を確認されることが多い治療です）
　（1）点滴治療　　　　　　　　　□ してほしい □ してほしくない □ わからない
　（2）中心静脈栄養法　　　　　　□ してほしい □ してほしくない □ わからない
　（3）経鼻経管栄養法（鼻チューブ）□ してほしい □ してほしくない □ わからない
　（4）胃ろう　　　　　　　　　　□ してほしい □ してほしくない □ わからない
　（5）心肺蘇生術　　　　　　　　□ してほしい □ してほしくない □ わからない
　（6）人工呼吸器　　　　　　　　□ してほしい □ してほしくない □ わからない
　（7）人工透析　　　　　　　　　□ してほしい □ してほしくない □ わからない

3. これらの選択を希望した思いや理由を書いてみましょう

9

【引用文献】

1）厚生労働省：地域包括ケアシステム
https://www.mhlw.go.jp/stf/seisakunitsuite/bunya/hukushi_kaigo/kaigo_koureisha/chiiki-houkatsu/

2）ドーン・ブルッカー，クレア・サー：認知症ケアマッピング第 8 版 - 理念と実践，日本語版第 4 版，水野裕ほか訳，認知症介護研究研修大府センター，2011.
https://www.jpn-geriat-soc.or.jp/press_seminar/pdf/ACP_proposal.pdf

3）浜松市版「人生会議手帳」令和元年 12 月初版
https://www.city.hamamatsu.shizuoka.jp/documents/88983/jinsei-kaigi-tetyou.pdf

4）厚生労働省：認知症の人の日常生活・社会生活における意思決定支援ガイドライン，2018 年 6 月．
https://www.mhlw.go.jp/file/06-Seisakujouhou-12300000-Roukenkyoku/0000212396.pdf

第**2**章

治療・緩和ケアにおける
パーソン・センタード・ケアの
捉え方

高齢者の"想い"を聴いて治療を進めるプロセスの重要性

東京慈恵会医科大学精神医学講座 教授　**繁田 雅弘** Masahiro Shigeta

→ 現代医療が抱える課題

(1) 患者が受けたい医療とは

　医療職は専門知識と経験にしたがって、患者に医療を提供している。しかし、患者が受けたい医療はそれと異なるかもしれない。家族が患者に受けさせたい医療もまた、それとは異なるかもしれない(例えば、多剤併用に心理的な抵抗を感じている患者や家族は少なくない)。

　高齢者の場合や罹病期間が長い場合、複数の合併症を伴う場合などは、医療職と当事者の間で、さらには医療職種の間でさえ、意見の違いが生じ得るのではないか。

　医学的に誤っていなくても、患者や家族の生活や人生を支えたと言えない部分が現代医療にはあったかもしれない。患者や家族の希望やニーズ、さらには価値観や人生観を踏まえた医療であったと言い難い部分があったかもしれない。

(2) 治療・看護が医学的に必須であったとしても

　したがって、われわれは患者や家族が希望していない医療を提供してきた可能性があり、また患者や家族が希望した医療を提供してこなかった可能性がある。医療は提供の仕方によって効果も変わるものであり、医学的に必須であったとしても、患者や家族の意見を知らずに提供したことは医療の質を下げてしまった可能性もある。

　本稿では、「高齢者の"想い"を聴くことの重要性と留意点」について述べる。そして、コミュニケーション能力は加齢とともに低下することから、認知症疾患の人とのコミュニケーションに関する論考を参考にした。

→ "想い"を聴くことの意義

(1)「話せる」という前提

　厚生労働省の研究班による『認知症の人の日常生活・社会生活における意思決定支援ガイドライン』[1] では、「認知症の症状にかかわらず、本人には意思があり、意思決定能力を有するということを前提にして、意思決定支援をする」べきとしている。コミュニケーション能力のアセスメントも必要であるが、同時に「本人が能力を有する」という前提で向き合うことが、われわれには求められている。

　誰しも「自分のことを話すことはできない」「どうせこの人は理解できない」と周囲からみなされれば、努力してコミュニケーションを行おうとは思わないのではないか。人は、理解する能力を持ち、コミュニケーションをとることができる人とみなされるからこそ、理解しようとし、話そうとするのではないか。

(2) ライフイベントの個別の意味

　高齢者には人生の長い軌跡がある。定年まで会社に勤めたこと、子どもを社会人にまで育て上げたこと、親の介護と看取りを果たしたことなど、さまざまなイベントを経験してきている。それらは誰でも経験するイベントのように思われ、対話で取り上げても本人は謙遜して詳しく語らないかもしれない。

　しかし、イベントはそれぞれの人にとって固有の意味がある。黒川[2] は「平凡な毎日を積み上げつづけた非凡な声に耳を傾けるべきである」としている。そこでは高齢者の人生における「意味」や「価値」を再発見していくことの大切さが強調されている。ありふれた経験のようにみえても、イベントをその高齢者にとってかけがえのない価値があると位置付けることは、高齢者が自分の人生を肯定的に受け止めることにつながると思われる。

(3) 自律性を支えること

　提供する医療やケアの内容について、高齢者の心身の障害によって、家族の意見が優先されることがある。「本人は自分のニーズや要望を表明できない」とみなされると、家族や医療職が代わって意思表明をすることになるであろう。しかし、本人にしか理解できない生活上の困難や苦悩もある。

　重要なのは、医療やケアの内容の決定プロセスにおいて、本人の意

思が尊重されることである。自立が困難でも、受けるサービスや支援を自律的に決めることができれば、大いに自尊感情を高めるはずである。自分が受ける医療やケアの内容を詳細に理解し、その決定において本人が中心的な役割を果たすことが、医療とケアの質の高さを示すものと筆者は考える。

➡ "想い"を聴く上での留意点

(1) コミュニケーションにおける意欲の維持・向上をめざして

高齢者の"想い"を聴く上で、筆者が最も重視するのは、本人の伝えたいという意欲をいかに維持・向上させるかである。認知症高齢者であっても、われわれ医療職が話し始める前から、われわれの考えや思いに気付くとされる[3]。声のトーンの変化や強弱、表情、身振り手振りの受け止めに高齢者は繊細な力を発揮するという。

その日その時のわれわれの疲労や、集中力・意欲の低下にも、そして自分に対する興味の程度も感じていると医療職は考えたほうがよい。われわれ自身に心配事があったり、時間の余裕がないと、それも本人に伝わってしまうであろう。

一方、本人が、われわれの態度に「ぜひあなたのことを知りたい」「もっとあなたのことを理解したい」という想いを感じたら、意思表明に困難があっても、なんとか伝えようとするのではないか。そして、努力するうちに「あなたが私に話してくれてうれしい」「あなたの伝えていることがよくわかります」[3]というメッセージを感じたら、さらに多くのことを伝えようとするのではないか。

(2) 雑音を見逃さない

高齢者で、さらに感覚器や認知機能の低下を伴う場合は、些細な要因でもコミュニケーションに支障を生じ得る。いわゆる"雑音"と呼ばれるものには、「物理的」「身体的」「心理的」の3種類がある[3]。

物理的雑音としては、大きな音やざわめき（声のトーンが周囲の音に紛れてしまうなど）、まぶしい光（窓からの太陽光、床の照り返しなど）、汚れた空気、遠い距離（離れすぎている）などを挙げることができる。

身体的雑音としては、痛み（整形外科疾患・皮膚疾患・眼疾患・歯科口腔外科疾患など）、感覚機能の低下（補聴器の不適切使用）などを挙げることができる。

心理的雑音としては、本人の要因と聴く側の要因を挙げることができる。本人の要因としては「私のような年寄りの言うことには興味はないだろう」と発話に消極的になったり、医療者側の要因としては「高齢者では意思表明できることには限界がある」との偏見から傾聴に消極的になったりする。

大切なことは、コミュニケーションがうまくいかないときに、「この環境で果たして落ち着いて話ができているのだろうか」「どこか体に悪いところがあるかもしれない」といったことに思いが及ぶことであろう。コミュニケーション不良の原因を、初めから加齢変化や認知症に求めず、雑音の存在を疑わなければならない。

(3) 能力を高める配慮

雑音を減らすだけでなく、本人のコミュニケーション能力を最大限に高める配慮も求められる[1]。能力をより発揮しやすい環境として、例えば、慣れた空間や環境であること、大勢よりは聴き手と1対1で話せること、午前中などその人の集中できる時間帯であること、急かされず話したいことは十分に聴いてもらえる雰囲気であること（そのときに十分に聴いてもらえなくても、次の機会があること）などは、本人が話に集中しやすいと考えられる。

また、高齢者に限らず、ふだん遠慮して気を遣う人がその場にいると、十分に自分の意思を表出できないが、信頼する人と一緒にいると安心して意思を表出できる[1]。聴き手が自分の話を共感をもって聴いて受け入れてくれ、一方的に非難されたりすることはないという信頼があると、本人はより多くのことを語るのではないだろうか。

(4) 具体的な技法をめぐって

具体的なコミュニケーションの技法は文献を参考にしていただきたい。社会福祉の実践から[4]、そして看護の実践から[5]など、さまざまな工夫やヒントが提示されている。

しかし注意しなければならないのは、こうした具体的な技法は「本人との対話の前に意識されるものではない」ということである。われわれは"コミュニケーションの低下"に対処することが目的ではなく、その人間と出会うことが目的である。その人という一人の人格に出会うことが目的である。

出会う前に技法を意識するということは、偏見をもってその人と出会うことでもある。本人は喜ばないであろうし、コミュニケーションをとりたいとは思わないであろう。そこで採用される技法は、高齢者

とのコミュニケーションの最中に、われわれが自然に必要性を感じる
ものでなくてはならない。

◆ 共感とは

(1) 自分を振り返るための共感

　共感は初対面からできるものではない。共感してもいないのに、し
たような素振りをすることは本人に対して不誠実であり、好ましい関
係の築きにはマイナスである。

　まずは無理せず、ただ本人の想いを受け止めることに集中すること
が望ましい。そして本人が聴き手に理解してもらったと感じるとき、
安心感を得るのではないか。徐々に自分の状況を冷静に見ることがで
きるようになっていくことが期待される。

　いつまでも本人が理解してもらったという実感を持てないと、理解
してもらうことに懸命になり、自分を振り返ることがおろそかになっ
てしまう。想いを聴くことの目的の1つは、その人が自分を振り返る
ことにある。

(2) 気づきとしての共感

　成田[6]は、「共感とは自分が患者に身を重ね合わせるようにして、
患者の気持ちをできるだけ汲みとり、それを言葉にして伝えること」
であるとしている。さらに、「患者が"さびしい"と言えば"さびし
いですね"と繰り返して、それが共感だと言われているようだが、一
体それが本当に共感なのか」「私にとって共感とは"あー、そうだっ
たのか"という発見があってはじめて可能になるものであった」とし
ている。

　神田橋[7]は次のように述べている。まず患者が何らかの形で伝え
ようとするものが存在し、それを治療者が理解しようとしている状況
で、治療者の理解（思い込み）が生じる。患者に対する治療者の思い
込みの中には、患者の真の想いとのズレもある。そのズレを治療者が
見いだすとき"目から鱗が落ちる"とか、"目の前の霧が晴れた"と
いう体験となる。それが共感であるとしている。

(3) 話し手の再体験・聴き手の追体験

　筆者の理解による共感[8]とは、「認知症の人の感情体験を、本人が
再体験するとともに治療者が追体験すること」と考える。治療者があ

るエピソードを話題にして患者と対話したとき、本人にエピソードを経験したときの気持ちが再現され（再体験）、同時に治療者にその気持ちを自分の中に描き出し（追体験）、そして本人が自分の気持ちを治療者に感じてもらったと思えることが共感と考える。

　治療者は、本人が話題にしている場面をできるだけ明瞭に回想し、ありありとそれをイメージできるようにするため、筆者はその状況の詳細について質問する。

　あるアルツハイマー型認知症の女性が合唱クラブの発表会で歌った体験に触れたときも私は詳細を尋ねた。練習の様子、本番の舞台の光景、メンバーの様子、指揮者の表情、観客の反応などである。答えられない質問があっても、答えられないことを苦にする前に次の質問を続けた。出来事を想起することよりも、そのときの気持ちに戻ってもらうことをめざし、本人が答えられる質問を探した。自分が共感に努めるとともに、そのときのことを本人が思い描き（誤想起でもかまわない）、気持ちを再体験できるように促した。

医療の質を上げるために

　本稿では、高齢者の"想い"を聴いて治療を進めるプロセスの重要性と留意点について述べた。ここで言及したすべての観点を現場で取り入れることはできないであろう。しかし一部でも取り入れることができれば、医療の質は必ずや上がるものと考える。

　この論考は、私自身が医療機関を受診したときに、どのように治療を進めてもらいたいかという患者の立場に身を置いたものでもある。

【引用文献】
1）厚生労働省：認知症の人の日常生活・社会生活における意思決定支援ガイドライン，2018.
　　https://www.mhlw.go.jp/file/06-Seisakujouhou-12300000-Roukenkyoku/0000212396.pdf
2）黒川由紀子編：老いの臨床心理－高齢者のこころのケアのために，日本評論社，1998.
3）野村豊子：第2章コミュニケーションスキル，日本痴呆ケア学会編，痴呆ケア標準テキスト
　　痴呆ケアの実際Ⅰ：総論，ワールドプランニング，2004.
4）岩間伸之：対人援助のための相談面接技術 逐語で学ぶ21の技法，中央法規出版，2008.
5）鈴木みずえ監修：認知症の人の気持ちがよくわかる聞き方・話し方，池田書店，2017.
6）成田善弘：精神療法家の仕事 面接と面接者，金剛出版，p.79-96，2003.
7）神田橋條治：精神科診断面接のコツ，岩崎学術出版社，p.149-163，1984.
8）繁田雅弘：認知症の精神療法 アルツハイマー型認知症の人との対話，HOUSE出版，2020.

高齢者の緩和ケアにおける意思決定支援 アドバンス・ケア・プランニング

国立がん研究センター 先端医療開発センター 精神腫瘍学開発分野　**小川 朝生** Asao Ogawa

　わが国においては「緩和ケア」というと、ほぼ「がん医療」とみなされがちである。しかし、海外をみると、緩和ケアをとりまく状況は全く異なる。

　欧州では、高齢化社会の主たる課題を「認知症」とし、緩和ケアの主たる対象を「認知症の緩和ケア」に当てている。この動向を知ることは、これから「非がんの緩和ケア」に取り組む段階のわが国にとって示唆に富むものである。

　わが国においては、緩和ケアは治療の施しようがなくなったときに、症状を緩和する対症療法と捉えられがちである。しかし、緩和ケアは、人の生死に関する「苦悩からの予防」が強調されている。特に認知症の緩和ケアにおいては、その姿勢がよりはっきりと現れている。

　本稿では、「パーソン・センタード・ケア」においても重要な要素となる緩和ケア、そして緩和ケアにおける意思決定支援の基本となる「アドバンス・ケア・プランニング」（ACP：Advance Care Planning）について述べる。

　なお、パーソン・センタード・ケアは、認知症に着目した理念ではあるが、多くの高齢者は加齢にともなって認知機能が低下傾向にあるため、高齢者の心理的ニーズなどにおいても活用できる。したがって、本稿における「認知症の人」は「高齢者」と置き換えていただいてさしつかえない。

認知症の人の支援ニーズ

　認知症は、確実な治療法がなく、緩徐に進行し、やがて死に至る疾患である[1]。その基礎疾患ごとに経過が異なることや、栄養や輸液などで、その経過を補正できる可能性はあるものの寿命を規定する疾患

といってよい[2]。

緩和ケアの基本的な姿勢は、疾患の軌跡（illness trajectory）をみて、今後起こりうる機能障害や衰弱を予測し、それに関連した苦痛にあらかじめ対応して先を見越した動きをする点にある。この中で、従来、進行がん患者を対象として提供されてきた緩和ケアを認知症に適応することが試みられるようになってきた。

認知症の人の"生活の質"は幅広い概念である。身体症状の目立たない軽度の認知症においては、個人個人の生活の質そのものとなる。認知症が進行するにつれて、身体や精神機能の維持、併存症に伴うさまざまな身体的・精神的苦痛への対応が加わる。さらに、疾病の経過を通じて、患者本人とその家族は具体的な支援ニーズをもつことから、そのニーズも適切に対応される必要がある。

例えば、合併症の治療に際して、治療方針を決定することが必要となったとき、意思決定をめぐり、患者本人とその家族の間のコミュニケーションを調整することは重要だが難しい課題である。本人に意思決定を行う能力がなく、意思決定の代理人になることは家族にとって負担となるため、その支援も重要な問題である[3]。

● 認知症の緩和ケアとACP

認知症にあわせて緩和ケアを提供する上で、その方向性を検討してみたい。

(1) 緩和ケアは認知症の治療・ケアと同時並行に提供されることが重要～基本的な緩和ケアの充実

「基本的な緩和ケア」は、全ての医療従事者が提供することが必要な緩和ケアの知識や技術、能力を指す。一般には、痛みなどの苦痛を緩和するマネジメントの技術や、コミュニケーションを図る能力、多職種で協働する能力などが挙げられる。

認知症の人に対しての緩和ケアは、軽度認知症の段階での意思決定支援（ACP）を重視することから、認知症の診断・ケアと同時に提供することが重要になる。

(2) ACPの実施

ACPが指す領域は幅広く、その定義も法制度も完全に一致してはいないが、およそ、「終末期ケアにかかわる話し合いのプロセスの過程」すべてを指す[4]。

表2-1　認知機能障害に関連した意思決定上の課題

▶場の雰囲気や話の流れがつかみにくい（社会的認知の障害）
▶表情を読むのが苦手になる（社会的認知、実行機能障害）
▶注意が続かない（注意障害）
▶環境の変化に敏感（実行機能障害）
▶言語理解の障害（言語障害） ＞言語の理解：複雑な表現、稀な言葉の概念から崩れやすい ＞言語の選択・表出が難しくなる
▶記憶障害
▶比較検討が難しい（実行機能障害）
▶見通しや予測を立てることが難しい（実行機能障害）

　認知症では、認知症の進行とともに、本人が自ら判断し決定する能力（意思決定能力）を失っていくことが想定される。そのため、認知症の人の価値観や意向をあらかじめ確認しておくことは、治療やケアの何を重要と考えるのか、ケアを考える上で、優先する目標は何かを明らかにする上で有用である[5]。

　認知症の人は、軽度の段階であればACPを実施することができるし、たとえ中程度に進行していたとしても、本人の意向を示したり、代理の人を指名することはできる。一般に、早期にACPを始めれば始めるほど、本人の意向をくみ入れることが可能となる。ACPを始める時点での認知機能の低下が進んでいるほど、蘇生処置の方向に向きがちであることや、本人よりも家族のほうが蘇生処置を求めることが知られている。

（3）認知症の人への心理的支援の充実

　特に注意を払いたい点は、認知症の人は、認知症がある程度進行した段階でも、自らの疾患に対して違和感を認識し、苦痛を感じている点である。その苦痛に対応した精神心理的支援が求められる[6]。

◉ 認知機能障害と意思決定能力

　認知機能障害は、本人の意思決定に関する問題に関係する。急性期医療においては、入院患者の10～40％に認知機能障害が併存し、意思決定が十分にできない状態である。その場合、認知機能障害のプロ

図2-1 それぞれのガイドラインの対象とする領域

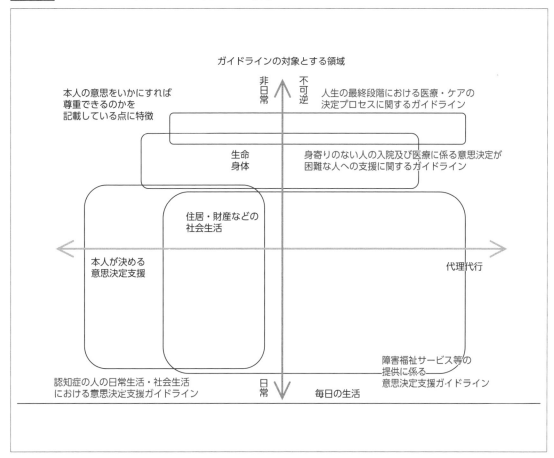

フィールに応じて、意思決定にさまざまな影響を及ぼす（表2-1）。

　医療とケアにおいて、本人の意思を尊重することは、臨床の基本原則である。しかし、本人が十分に状況を理解して意向を示すことが難しい場合に、どのように意思決定を図るか、その対策がさまざまな形で試みられてきている。

　わが国は、2017年からの4年間で意思決定のあり方を示すために、医療に関連して

①障害福祉サービス等の提供に係る意思決定支援ガイドライン（2017年3月）

②人生の最終段階における医療・ケアの決定プロセスに関するガイドライン（2018年3月改訂）

③認知症の人の日常生活・社会生活における意思決定支援ガイドライン（2018年6月）

④身寄りがない人の入院及び医療に係る意思決定が困難な人への支

図2-2 意思決定の流れ

意思決定支援（広義）の流れ

①可能な限り本人が自ら意思決定できるように支援

②本人の意思の確認や意思および選好を推定

③支援を尽くしても本人の意思および選好の推定が困難な場合、最後の手段として本人の最善の利益を検討

援に関するガイドライン（2019年5月）
の4つのガイドラインを公開してきた。

　これらのガイドラインは、それぞれの想定している領域は異なるものの、全体を通して意思決定支援全体をカバーしており、共通する意思決定の流れを想定している（図2-1、図2-2）。

意思決定支援の具体的な流れ

　次に、意思決定支援のプロセスを追っていく。

（1）可能な限り本人が自ら意思決定できるように支援する

　従来の医療に関連した各種のガイドラインは、「本人の意思が表示されていない場合の医療の意思決定」を記載している一方、「いかに本人が意思表示できるように支援するか」については、ほとんど触れられてこなかった。

　「いかに自分で意思決定できるよう支援するか」については、「認知症の人の意思決定支援ガイドライン」が、わが国では初めて認知症の人の意思決定支援のプロセスの詳細を記述している（図2-3）。

（2）意思決定支援のプロセス

　「認知症の人の日常生活・社会生活における意思決定支援ガイドラ

図2-3 意思決定支援のプロセス

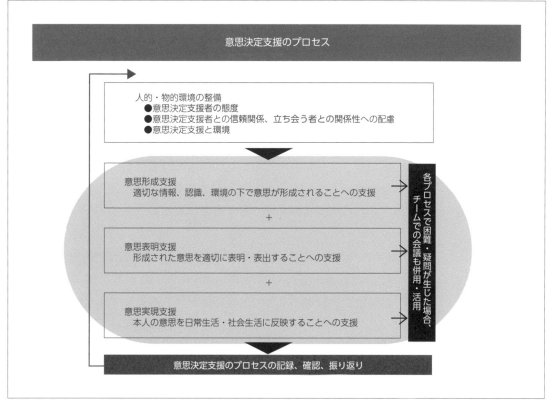

意思決定支援のプロセス

人的・物的環境の整備
●意思決定支援者の態度
●意思決定支援者との信頼関係、立ち会う者との関係性への配慮
●意思決定支援と環境

意思形成支援
　適切な情報、認識、環境の下で意思が形成されることへの支援

＋

意思表明支援
　形成された意思を適切に表明・表出することへの支援

＋

意思実現支援
　本人の意思を日常生活・社会生活に反映することへの支援

各プロセスで困難・疑問が生じた場合、チームでの会議も併用・活用

意思決定支援のプロセスの記録、確認、振り返り

［出典］厚生労働省：認知症の人の日常生活・社会生活における意思決定支援ガイドライン，2018 年 6 月.
　　　　https://www.mhlw.go.jp/file/06-Seisakujouhou-12300000-Roukenkyoku/0000212396.pdf

イン」によると、意思決定支援は、

①意思形成支援：適切な情報や認識、環境のもとで意思を形成する支
　　　　　　　　援

②意思表明支援：形成された意思を適切に表明・表出することへの支
　　　　　　　　援

③意思実現支援：本人の意思を生活に反映することへの支援

のプロセスから成る。それぞれのプロセスを評価することで、適切な
支援が提供されているかを評価することができる。

　「①意思形成支援」の要点として、

＊支援者の価値判断を優先させない

＊本人と支援者の間の「理解の相違」はないか確認する

＊選択肢の提示を本人がわかりやすいように工夫する

などがある。

　次の「②意思表明支援」の要点は、

＊十分な時間を用意し焦らせない

＊本人の表明した意向が、本人の価値観や生活歴と照らし合わせて整合性があるかどうかを確認する
　　　→明らかに異なる場合には、プロセスを確認し、慎重に吟味する
　　　→表面上の言葉ではなく、真意（心からの希望）を探る
＊他者からの影響はないか確認する
　　　→支援者自身の態度を振り返る
　　　→人を代えて確認する
などが挙げられる。

　そして「③意思実現支援」とは、本人の意思を日常生活・社会生活に反映させる支援を指す。これは本人に"実現させる"ことよりも、本人と共に実現をめざすことが重要になる。

認知症の進行とケアの目標設定

　認知症の進行に沿う形で、認知症ケアと緩和ケアは、同時に提供され、その時々で何が優先されるか、その目的を検討しつつ進めることが重要である。

　ケアの目標は同時に複数の適用が可能であるが、認知症の段階に応じて妥当か否かは異なる。そのため優先順位をつける必要がある。特に「機能の維持」という目標（疾患の進行を可能な限り遅らせることと患者の不快感を最大限取り除くこと）は生活の質を重視する緩和ケアの取り組みをもっともよく示している。

　また、患者が死亡した後には、遺族に対する「死別への支援」が行われるが、家族に対して持続する悲嘆に対しては早期の段階から継続した支援を重視する（図2-4）。

(1) 認知症が軽度の段階

　この段階では、日常生活においてはIADLの低下が出始めつつも、日常生活はある程度自立をしている。しかし、治療のような非日常的なイベントが発生すると、実行機能の障害から臨機応変の対応が難しくなる場合が起こりうる点に注意したい。

　意思決定能力では、記憶力は保たれているものの、治療の選択肢を複数の観点で比較したり、今後起こりうることを予測することが難しくなっている場合がある。起こりうることを具体的に検討する働きかけが意思決定支援の上で重要になる。

　ACPの観点からは、通常、自発的に今後のケアのことを考えることは非常に少ない。この段階では、今まで意識せずに送っていた日常

図 2-4 認知症の進行と推奨されるケアの目標の優先順位

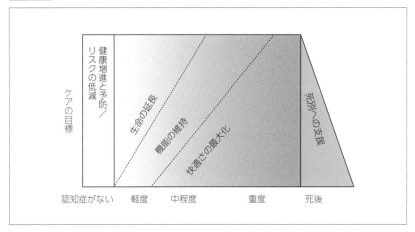

[出典] van der Steen JT et al. : White paper defining optimal palliative care in older people with dementia, Palliative Medicine, 2013.

生活・社会生活をこなすことに努力を要するようになり、まずその自分の状態に対処をすることで精いっぱいである。そのため、今後のことについて、考える必要性があることに気づいていないか、気づいていたとしてもどのようにしてよいのかわからない、あるいは考えたくないために避けることもある。しかし、本人の意思を確認し、今後反映させる最大のチャンスであることを考えれば、この機会があることは本人に伝えられる必要がある。

　ACP 自体は、望まない人に対して無理に提供されるものではないことも重要である。本人の準備状態や意向がまちまちであることから、希望を踏まえた対応を行う。

(2) 認知症が中程度の段階

　認知症が中等度の段階に入ると、IADL の障害が明らかになるとともに、ADL にも障害が出始める。セルフケアが難しくなることで、身体機能の低下や低栄養状態を招きやすくなる。臨機応変の対応が取りづらくなり、環境への適応力も低下する。

　この段階では、生命予後の延長とあわせて、機能維持や快適さを最大化させることも等しく目標に上がる場合が生じてくる。どの目標に設定するのがよいかは、その妥当性が異なるため、優先順位づけを検討することが重要である。

　どの方針を検討するにしても、重要なことは、本人の真意を適確に確認し、本人の意向を尊重した対応を取ることである。認知症が中程度に進行したとしても、本人は好き嫌いの意向は示すことが可能なこ

とが多い。障害の程度の評価するとともに、エンハンスメントすることにより、本人の意向を可能な限り、くみ取る努力が求められる。

(3) 認知症が重度の段階

　認知症が重度に至ると、記憶障害のほか、言語障害なども重畳するため、コミュニケーションを図る能力も低下する。そのため、身体的な苦痛があったとしても、適切に周囲に伝えることが困難になる。

　今後の見通しを予測する上で注意したいのは、認知症の人の多くは、認知症が重度の段階に至る前に亡くなっていく点である。認知症が中程度にかかる段階で、症状をモニタリングし、急激な悪化に備えて、患者や家族の捉え方を確認し、ニーズを把握しながら調整をすることが望まれる。

【引用文献】

1 ）van der Steen JT：Dying with dementia: what we know after more than a decade of research. J Alzheimers Dis 22:37-55, 2010

2 ）Radbruch L, Payne S,：white paper on standards and norms for hospice and palliative care in Europe: part 1 Recommendation from the European Association for Palliative Care. European Journal of Palliative Care 16:278-289, 2009

3 ）Mohamed S, Rosenheck R, Lyketsos CG, et al：Caregiver burden in Alzheimer disease: cross-sectional and longitudinal patient correlates. Am J Geriatr Psychiatry 18:917-27, 2010

4 ）Programme, N.E.o.L.C., Advance care planning：a guide for health and social care staff. 2012.

5 ）Fried TR, McGraw S, Agostini JV, Tinetti ME.：Views of older persons with multiple morbidities on competing outcomes and clinical decision-making. J Am Geriatr Soc 2008;56;1839-1844.

6 ）Nelis SM, Clare L, Martyr A, et al：Awareness of social and emotional functioning in people with early-stage dementia and implications for carers. Aging Ment Health 15:961-9, 2011

高齢者看護過程における
アセスメントフローの活用

パーソン・センタード・ケアを実現する5つのstepによるアセスメントフロー

浜松医科大学医学部看護学科臨床看護学講座 老年看護学　教授　**鈴木 みずえ**　Mizue Suzuki

同　講師　**金盛 琢也**　Takuya Kanamori

　第3章では、パーソン・センタード・ケアを基盤とした高齢者看護の実践に向けて、5つのstepによるアセスメントフロー（3-1）、高齢者の心身の機能変化とアセスメント（3-2）、高齢者によくみられる症状と評価方法（3-3）を解説する。急性期病院に入院する高齢者では、身体的な問題と心理的な問題が複雑に絡まり合って、看護上の課題として生じていることが少なくない。そのため、パーソン・センタード・ケアに基づき、身体的な問題だけでなく、心理的ニーズを含めて、高齢者を包括的にアセスメントし、支援することが重要である。

5つのstepによる高齢者看護のプロセス

　本書では「パーソン・センタード・ケアを基盤とした高齢者看護過程」を、5つのstep（①情報収集／②アセスメント／③看護問題／④看護計画／⑤評価）によるアセスメントフローで解説している。

（1）step1：情報収集
「高齢者が置かれた状況と抱く想いに関する情報を集める」

①高齢者の身体面の把握

　バイタルサインや診断名、検査結果、治療内容、本人の表情・動作など、高齢者本人が置かれている客観的な状況について情報を収集して整理する。

②高齢者の心理的ニーズの把握

　高齢者自身の言葉や行動などから、「パーソン・センタード・ケアにおける高齢者の心理的ニーズ」（25ページ図1-7）の5つの観点、

「くつろぎ（やすらぎ）」

「アイデンティティ（自分が自分であること）」

「愛着（結びつき）」
「たずさわること」
「共にあること」
の情報を収集して整理する。

　特に高齢者は入院による環境の変化によって不安や孤独感が生じ、混乱や焦燥を引き起こしやすい。このような心理的状態は、せん妄などの原因となり、身体疾患の治療や回復にも悪影響を及ぼすことがある。なお、「パーソン・センタード・ケアの高齢者の心理的ニーズ」については、第1章の2（22ページ〜）に詳しく記載している。

(2) step2：アセスメント
「パーソン・センタード・モデルに基づく心身のアセスメントの統合」

① 疾患と治療および認知機能に関するアセスメント（身体疾患）

　身体疾患やその治療内容、治療経過、既往歴、本人の訴え、表情等から、身体疾患が本人に及ぼす状況をアセスメントする。また、入院による混乱・せん妄の影響も含めて、本人が現在の治療や状況についてどのように理解しているかをアセスメントする。

② 生活機能に関するアセスメント（生活歴）

　術前の生活機能と比較し、現在の身体疾患や治療、症状によって生活機能にどの程度の影響が生じているかをアセスメントする。

③ 価値観、過去の体験に関するアセスメント（性格傾向）

　人に遠慮なく、つらさや悩みを伝えられるか、他人の世話になりたくないと考えているか、痛みを我慢する傾向にあるかなど、苦痛に関する過去の対験や、現在の苦痛への対応状況をアセスメントする。

④ 心理的ニーズに関するアセスメント（社会心理）

　治療や症状が心理的ニーズにどのような影響を与えているか、心理的ニーズが治療や症状にどのような影響を与えているか、相互の関連をアセスメントする。なお、上記①と②に関しては、次項「3-2 高齢者の心身の機能変化とアセスメント」（88ページ〜）と「3-3 高齢者によくみられる症状と評価方法」（104ページ〜）に詳しく記載している。

(3) step3：看護問題
「本人の視点からの看護問題と看護目標」

　パーソン・センタード・ケアの視点に立ち、本人の尊厳を満たし、身体疾患の治療を順調に行うための「看護問題」を抽出し、それに対

応する「看護目標」を明確にする。

(4) step4：看護計画
「本人の視点からの看護計画」

パーソン・センタード・ケアを基盤とし、身体疾患の回復と治療や満たされないニーズの解決を重視した「看護計画」を立案する。通常の看護過程であれば身体回復に向けた計画が中心であるが、ここでは、高齢者の心理的ニーズを満たすためのケアプランも合わせて計画し、実践につなげる。

心理的なニーズやコミュニケーションに関するケアは、看護計画に示されないことが多いが、看護計画に具体的に記載して、チームで実践するための方策を共有する。退院に向けて、地域や高齢者施設との連携の方法も具体的に検討する。

(5) step5：評価
「本人の視点からの看護過程全体の評価」

実践後の評価は、「パーソン・センタード・ケア実践チェックシート」（表3-1）を用いて行う。同チェックリストは、パーソン・センタード・ケアの下記の4項目「VIPS」に基づいて作成されている。

V（Valuing people）［人々の価値を認める］
　高齢者の想いを引き出して、その人の意思を引き出していますか？
I（Individualized care）［個人の独自性を尊重する］
　高齢者が自分の居場所があると感じられる環境がありますか？
P（Personal perspective）［その人の視点に立つ］
　高齢者の視点を理解するために本人の想いを聞いていますか？
S（Social environment）［相互に支え合う社会的環境を提供する］
　高齢者の心理的不安や自尊感情を回復するような社会心理的ケアなサポートを行っていますか？

この項目に沿って評価をして、これらの状況が達成できない場合には、step1に戻って再度情報収集を行い、さらにstep2のアセスメントへと展開させる。

表3-1 **パーソン・センタード・ケア実践チェックシート**

パーソン・センタード・ケアの「VIPS」を用いた看護実践の振り返りシート。
評定：A（非常に良い）／B（良い）／C（可）／D（改善が必要）で評価する

チェック項目	評定	ポイント
V ［人々の価値を認める］ 高齢者の想いを引き出して、その人の意思を引き出していますか？		
①高齢者の想いや意思を引き出して実現するための方法を一緒に考えていますか？		「D」（改善が必要）の場合は、step1の「高齢者が置かれた状況と抱く想い」に戻り、再度、情報収集をする
②高齢者の想いや意思を聞いてアセスメントや看護計画に反映していますか？		
③高齢者の想いや意思からその根底にあるニーズをアセスメントし、看護目標・看護計画を立案していますか？		
I ［個人の独自性を尊重する］ 高齢者が自分の居場所があると感じられる環境がありますか？		
①高齢者の心身のニーズに合わせたその人独自の看護を実践していますか？		「I」のみD（改善が必要）の場合は、看護計画の内容について検討する
②高齢者が言葉で訴えることができないわずかな心身の変化に対してアセスメントしていますか？		
③高齢者の好きなこと、嫌いなこと、そして毎日の日課で楽しめる活動がありますか？		
P ［その人の視点に立つ］ 高齢者の視点を理解するために本人の想いを聞いていますか？		
①高齢者の意思や生活歴・性格傾向を確認していますか？		「P」のみD（改善が必要）の場合は、step1の「高齢者が置かれた状況と抱く想い」に戻り、再度、情報収集をする
②高齢者にとってできる限り心地よい環境や治療に関する支援を行っていますか？		
③高齢者が表出できていない可能性のある身体的・心理的ニードに関してアセスメントしていますか？		
S ［相互に支え合う社会的環境を提供する］ 高齢者の心理的不安や自尊感情を回復するような社会心理的ケアでサポートを行っていますか？		
①高齢者と馴染みの関係になることができるようにコミュニケーションの時間をとっていますか？		「S」のみD（改善が必要）の場合は、看護計画の内容について検討する
②高齢者ができることは可能な限り自分で行うことができるように支援していますか？		
③高齢者が大切にしている人間関係を維持できるよう支援していますか？		

Dawn Brooker and Isabelle Latham：Person-Centred Dementia Care Making Services Better with the VIPS Framework Second Edition, Jessica Kingsley Publishers, 2015. の資料より筆者作成

高齢者の心身の機能変化と
アセスメント

浜松医科大学医学部看護学科臨床看護学講座 老年看護学　助教　**内藤 智義** Tomoyoshi Naito
同　講師　**金盛 琢也** Takuya Kanamori

　「5つの step によるアセスメントフロー」における第2の step に当たる「アセスメント」について解説する。パーソン・センタード・ケアを基盤としたアセスメントは、「身体疾患」「生活歴」「性格傾向」「社会心理」を踏まえたものでなければならないが、そのためには、まず「心身の機能変化」をしっかり理解しておかなければ適切なアセスメントは不可能である。そこで「心身の機能変化」のアセスメントを、「呼吸器系」「心・血管系」「中枢神経系」「筋・骨格系」「皮膚」「視聴覚機能」に分けて解説し、これを受けて「心理的ニーズに与える影響」も考える。

➡ 加齢に伴う「呼吸器系」の機能変化とアセスメントの実際

　高齢者では弾性繊維が減少し、弾性収縮力が低下するため、肺は過膨張になり、気道周囲の牽引力が減少する。若者に比べて気道の虚脱・閉塞が生じやすくなり、クロージングボリューム（CV：肺末梢気道が閉塞する肺気量）が増加する。また、老化に伴って、肋軟骨の骨化や呼吸筋の萎縮などによって胸壁が硬くなって広がりにくくなり、胸壁コンプライアンスは低下する。このため、全肺気量は変化しないが、CV および残気量が増加するため肺活量が減少する。また、高齢者では、肺弾性収縮力の低下および呼吸筋力の低下により、最大呼出力による1秒量あるいは1秒率が減少する。

（1）呼吸器系の問診

a．咳嗽：咳嗽の特徴（湿性・乾性）、息切れや呼吸困難などの随伴症状の有無、出現時期、出現時の状況、持続時間、季節・日内・環境・体位による変化

図3-1 樽状胸郭の変形

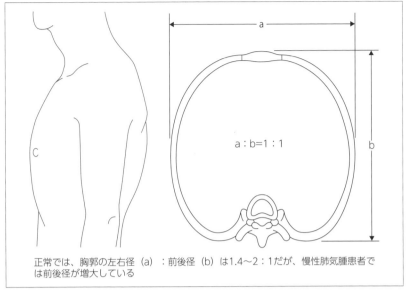

正常では、胸郭の左右径（a）：前後径（b）は1.4〜2：1だが、慢性肺気腫患者では前後径が増大している

[出典] 松崎有子：呼吸器障害, 武田英二監修, 栄養学（新クイックマスター）, 医学芸術社, p.134, 2007

b．喀痰：性状、色調、量、含有物、臭気、季節・日内変動・環境・体位による変化

c．呼吸困難や息切れ：出現時期、出現時の状況、呼吸困難や息切れが起こる活動の程度、持続時間、強さの程度、日内または活動による変化

（2）胸郭のアセスメント

〈呼吸状態の観察〉

➡呼吸の速度、リズム、深さ、パターンを観察する。呼吸数が数えにくい場合は、腹部の触診でも観察できる。

➡呼吸困難の徴候や喘鳴の有無を観察する。

〈胸壁の観察〉

➡胸郭の形態の視診により、左右対称性・外形・姿勢および肋骨の走行と肋骨角を観察する。正常な場合、胸郭はほぼ左右対称で、胸骨は平である。胸郭の左右径と前後径の比は1.4〜2対1になっており、肋骨は体側面に向かって斜めに走行する。肋骨角は90度以下である。

［胸郭の異常所見］

➡前後径の拡張は、肺の過拡張状態の疑いがある。特に胸郭の前後径が増大する「樽状胸郭」の変形（図3-1）は呼吸状態に影響する。

その原因として慢性閉塞性肺疾患が考えられる。

(3) 肺のアセスメント

〈呼吸音の聴取〉

a. 前頸部の器官は左右片方ずつ聴取する。この場合、聴診器は膜面を使用する。

b. 前胸部は、聴診器の膜側を使用し、左右差に注意しながら左右交互に聴取する。ただし、右肺尖部と左肺尖部は、鎖骨上窩で聴診するため、背部のほうが聴診しやすい。高齢者には通常よりやや深めの呼吸を繰り返してもらい、1カ所につき吸気と呼気の1呼吸のサイクルを完全に聴き終えてから、次の聴診部位に聴診器を移動させる。

c. 背部は、左右差に注意しながら聴取を行う。前胸部で左右肺尖部の聴診が難しい場合は背部で行う。

[呼吸音の異常所見]

⇨呼吸器に異常がある場合には、呼吸音の変調に追加して聴こえる音が異常呼吸音（副雑音）であり、さまざまな音がある（表3-1）。

⇨ 加齢に伴う「心・血管系」の機能変化とアセスメントの実際

　加齢により、血管は大動脈や中動脈で壁肥厚と壁の伸展性低下を認める。その原因は血管壁のエラスチン量の減少、コラーゲン線維の増加や石灰化などの変化を含む動脈硬化性変化にある。

　冠動脈などでは、びまん性の内膜肥厚を生じ、小動脈・細動脈の多くは内腔狭窄と血管弾性低下をきたす。

　血行動態の特徴は、動脈硬化と血管のコンプライアンス低下、圧受容体器反射の低下、体液量調整能の低下などがある。

　これらの結果、脳循環血液量、冠循環、腎血流など主要臓器の灌流は低下する。臓器血流の自動調整能は障害され、十分な灌流を維持できる血圧下限値が高血圧側にシフトする。特に高血圧合併や脳卒中既往例でこの傾向が顕著となる。

(1) 心・血管系の問診

a. **胸痛**：出現時期、部位、始まり方と持続時間、出現状態（周期的か、持続的か）、体位による増減、胸痛に伴うほかの症状（圧迫感、

表 3-1 聴診時の異常呼吸音

種　類	原因と性質	聞こえ方
粗い断続性ラ音（水泡音）	肺水腫、細菌性肺炎、び慢性汎細気管支炎、肺炎、慢性閉塞性肺疾患などにより局所に水分が増加し、気道内の増加した分泌物の中で気泡が破裂することにより生じる	低調音のブクブク、グウグウという長めの音
細かい断続性ラ音（捻髪音）	間質性肺炎や慢性閉塞性肺疾患などによって線維化し、弾力性を失った肺胞が吸気により膨らむときに鳴る音。咳払いしても消失しない	断続的で、パチパチ、パリパリという細かい破裂音
高音性連続性ラ音（笛様音）	気管支喘息、び慢性汎細気管支炎、慢性閉塞性肺疾患、気管内異物、肺水腫などにより、比較的太い気管支の内腔が狭窄したために乱流が生じることで鳴る	ヒューヒューという高調音
低音性連続性ラ音（いびき様音）	ポリープなどが気管や主気管支などの太い気道を部分的に狭めていることにより生じる	グーグーといびきに似た大きな音
胸膜摩擦音	炎症で荒れた胸膜表面同士の擦り合いによって生じる音。痛みを伴う	ギュッギュッとこすれて軋む音

絞扼感、呼吸困難、動悸、息切れ、悪心、冷汗など）。

b．**呼吸困難**：発現時の活動の程度、持続時間、体位による増減。

c．**疲労感**：始まり方、持続時間、程度と強さ、日内変動、活動による変化。

d．**動悸**：出現時期、出現時の活動の程度、出現状態（持続的か間欠的か）、休息による軽減または消失。

e．**浮腫**：発現時期、部位、程度、体位による増減。

f．**下腿・足部・殿部の痛み**：どのようなときに増減するか（歩行距離、座位の持続時間、立位の持続時間）。どのようなときに緩和するか（安静、下肢挙上、弾性ストッキングの着用）。

g．**下肢・殿部のけいれん、知覚異常**：どのようなときに増強するか（運動、歩行距離）。

（2）心臓のアセスメント

〈心音の観察〉

⇒ Ⅰ音とⅡ音を聴取するため、聴診器の膜側で胸壁に密着させ、心臓の5領域を聴診する。

⇒ 心周期ごとのⅠ音とⅡ音の強さ、間隔、リズムを聴取する。Ⅰ音は「ツー」という比較的低く長く続く音で、Ⅱ音は「トン」という高く短い音である。

⇒ Ⅰ音は、心室収縮期の初めに心室から発する僧帽弁と三尖弁が閉鎖するときの音である。

表3-2 加齢に伴う心臓の変化

形態的変化	①心筋肥大 ②線維組織や脂肪組織の増加 ③冠動脈硬化 ④弁膜変性、石灰化 ⑤刺激伝導系障害（とくに洞結節） ⑥アミロイド、リポフスチン沈着
機能的変化	①運動時最大心拍数低下 ②運動時駆出率増加反応低下 ③β受容体の反応性低下 ④左室拡張機能低下

[出典] Klein AL, Burstow DJ, Tajik AJ, et al : Age-releated prevalence of valvular regurgitation in normal subject, J.Am.Soc.Echo., 2 : 54-63, 1990.

➡ Ⅱ音は、心室収縮期の終わりに心室から発する大動脈弁と肺動脈弁が閉鎖するときの音である。

➡ Ⅲ音とⅣ音の聴取のため、聴診器のベル側を胸壁に軽く押す程度に密着させ、僧帽弁領域、三尖弁領域、エルプ領域、肺動脈弁領域、大動脈弁領域の順に聴取する。

➡ 正常な場合、Ⅲ音とⅣ音の雑音は聴かれない。

［心・血管系の異常所見］

➡ 心音の亢進・減弱は表3-2を参照。

➡ 心雑音が聴取されることは、弁の閉鎖不全や狭窄などの異常が疑われる。

➡ 不整脈になる原因はさまざまである。呼吸性の不整脈などの生理的不整脈のほか、機能的・器質的な異常が起きている可能性が考えられる。

➡ リズム不整がある場合は、刺激生成異常や刺激伝導異常が疑われる。脈拍の強さで左右差、上下肢の差がある場合は、動脈の閉塞が疑われる。

（3）末梢血管のアセスメント

〈動脈の拍動の観察〉

a．動脈の拍動の観察では、高齢者の頸部の動脈から足先の動脈の順に触診し、脈拍の回数・強さ・リズムの左右差の有無を確認する。左右差の有無を確認するには両側同時に触診するが、頸動脈と膝窩動脈は必ず左右片方ずつ触診する。

図3-2 中枢神経系の加齢変化と神経疾患との関係

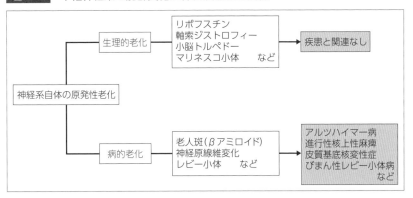

〈静脈還流の観察〉

ａ．高齢者に立位になってもらい、表在性静脈の拡張・蛇行・瘤の有無を観察する。

ｂ．さらに仰臥位になってもらい、高齢者の両膝と足首を支え、心臓の位置より約30cm挙上し、下肢の色調の変化を観察する。

［末梢循環の異常所見］

➡末梢血管の動脈を触知した結果、いずれかの部位で拍動に左右差がある場合、拍動の弱い部分より中心部の血管の狭窄または閉塞や血流を阻害する何かしらの変化がある可能性が考えられる。大動脈炎症症候群、閉塞性動脈硬化症などが疑われる。

➡座位で頸静脈怒張がある場合、右心不全や右心への還流障害で静脈圧が上昇するために起こる。三尖弁狭窄または閉鎖不全、心タンポナーデ、収縮性心膜炎、上大静脈症候群などが考えられる。

➡下肢の動脈が閉塞または狭窄している場合、下肢の血行障害が生じ、歩行時に下肢に痛みを感じ、休むことで痛みが回復し歩けるようになる。このような場合、閉塞性動脈硬化症を疑う。

➡下肢の静脈の高度の拡張、蛇行または瘤がある場合、静脈還流の障害が考えられる。

加齢に伴う「中枢神経系」の機能変化とアセスメントの実際

　中枢神経系には老化に伴ってさまざまな形態的変化がみられるが、これらは「生理的老化性変化」と「病的老化性変化」に分けることができる（図3-2）。

生理的老化性変化は、老化に伴ってほぼ直線的に増加し、ある年齢以上では全員にみられるが、これが増加しても疾患と関連しない変化であり、リポフスチン・軸索ジストロフィー・小脳トルペドー・マリネスコ小体などがこれにあたる。

一方、病的老化性変化は老化に伴って増加するが、高齢者全員にみられるわけではなく、ある程度以上に増加すると、特定の神経疾患と密接に関連する変化である。例えば、老人斑・神経原線維変化・レビー小体などがこれに当たる。そして、関連する疾患としては、アルツハイマー病・進行性核上性麻痺・皮質基底核変性症・びまん性レビー小体病などを挙げることができる。

(1) 中枢神経系の問診

a．**記憶、見当識**：いつ頃からどの程度の変化をきたしているか。
b．**発語・構音**：いつ頃からどの程度の変化をきたしているか。
c．**頭痛、眩暈、悪心・嘔吐**：発症時期、どのような性質と状況か、どの程度の痛みか、頻度、持続時間。
d．**上肢・下肢の脱力感、振戦**：発症時期、その頻度、程度、持続時間。
e．**浮腫**：発現時期、部位、程度、体位による増減。
f．**しびれ、痛み、触覚・温度覚の変化**：部位、程度、状況。
g．**日常生活活動の変化**：歩き方・上肢や下肢の動きに異常があるか、食事動作・更衣動作などの問題がないか、排泄行動に問題がないかなど。

中枢神経系のアセスメントは「高次脳機能」「運動神経系機能」「感覚神経機能」の3つの面からアセスメントする必要がある。

(2) 高次脳機能のアセスメント

〈精神機能の観察〉
⇨精神状態として、外観とふるまい、会話に適切に反応するか、会話の内容が明瞭か、支持に従うことができるかなどを観察する。
⇨言語として、高齢者に氏名、（以前の）職業、家庭の状況などを質問し、その反応を発語の量・速さ・抑揚、発語の性質の点から観察する。
⇨「イヌ、サル、ウサギ」といった簡単な単語の復唱、目の前にある鉛筆などの物の名前を質問するなどして、一般的知識や話の理解力を観察する。

［高次脳機能の異常所見］
⇨意識障害の主な原因として中枢神経系の疾患が疑われるが、中毒や

図3-3 ロンベルグ試験

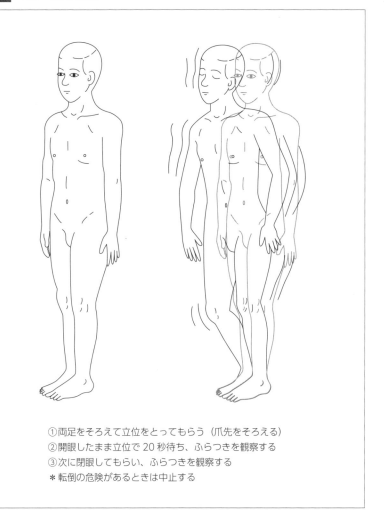

①両足をそろえて立位をとってもらう（爪先をそろえる）
②開眼したまま立位で20秒待ち、ふらつきを観察する
③次に閉眼してもらい、ふらつきを観察する
＊転倒の危険があるときは中止する

全身性疾患でも発言することがある。したがって、けいれん・頭痛・発熱などの有無、脳局所症状（半身麻痺、筋力、反射の左右差）の有無を確認することが重要である。

➡言語障害には、失語や構音障害などがある。これらの障害がある場合は、脳血管の梗塞、脳神経の圧迫や遮断、認知症が疑われる。

（3）運動心経系機能のアセスメント

〈姿勢の観察〉

➡まず、姿勢の観察のために「ロンベルグ試験」を行う（図3-3）。

〈筋緊張・筋力の観察〉

➡関節可動域、筋の硬さ、抵抗・圧痛の有無、上肢・下肢の筋力テストを行う。

［運動神経系機能の異常所見］

➡筋・骨格系の障害がないにもかかわらず、運動機能に問題がある場合は脊髄神経の異常が脊髄神経の異常によってさまざまな範囲の障害が起こる。頸椎の障害では四肢麻痺、腰椎では下半身麻痺が出現する。また、運動機能と同時に感覚機能も障害されるので注意が必要である。

➡小脳性運動失調の可能性が考えられるものには、ロンベルグ試験でのふらつきがある。また、つぎ足歩行で直線上をふらつくことや、閉眼で片足立ちが5秒以下しかできないなどの状態がある。

(4) 感覚神経機能のアセスメント

〈表在知覚の観察〉

➡筆、つまようじなどを用いて皮膚に触れ、触れたことがわかるかどうか観察する。

➡冷水または温水の入った容器を前腕に当て、温度感覚を尋ねる。

➡位置覚（図3-4）を確認する。

［感覚神経機能の異常所見］

➡皮膚を刺激して、さまざまな感覚の知覚能力を観察し、表在知覚の触覚が消失、知覚鈍麻・知覚過敏な状態、左右差がある場合は、脊髄障害や求心性神経路障害の可能性がある。

➡位置覚のアセスメントで動いた方向がわからない、左右差がある場合は、脊髄後索の障害の可能性がある。立体認知が不能、立体覚が消失している場合は、頭頂葉の障害の可能性がある。

➡加齢に伴う「筋・骨格系」の機能変化とアセスメントの実際

　骨量は男女共に20～45歳までに最大になり、男性では加齢とともに緩やかに、女性では閉経後急速に、それ以後、緩やかに減少する。骨量の減少が生理的範囲を超える場合、すなわち骨の病的老化現象が骨粗鬆症である。

　加齢に伴う関節の変化として、関節軟骨に加わる運動負荷が非生理的で局所的に集中するとコラーゲンの損傷、水分量の増加、プリテオグリカンの変化などが起こり、関節軟骨に伝わった負荷が骨に伝達され、その刺激により骨が増殖して関節の変性が惹起される。編成した

図3-4 位置覚検査

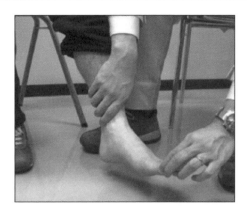

①閉眼してもらい、対象者の手指・足趾を看護者の母指と示指
　でつかんで上下に動かす
②上下のどちらに動いたかを質問して確認する

軟骨基質は関節運動により次第に摩耗し、骨が露出して関節が変形すると関節の運動制限と疼痛が生じるようになる。これが関節の病的老化で「変形性関節症」と呼ばれる病態である。

(1) 筋・骨格系の問診

a. **痛み、腫脹、熱感**：疼痛の出現時期・部位、運動の開始、あるいは終了時の増強の有無、熱感や腫脹の有無、疼痛の種類（鈍痛・鋭痛、疝痛・灼熱痛など）、出現の特徴（急性か慢性か、一過性か持続性か）。[*1]

b. **しびれ感、こわばり感**：出現時期、部位と範囲、知覚障害の有無、出現の特徴（一過性か持続性か、肢位や体位による増強の有無）。

c. **関節運動の変調**：出現時期、疼痛や熱感の有無、出現の特徴（急性か慢性か、一過性か持続性か）。

d. **筋力の低下**：出現時期、疼痛や熱感の有無、出現の特徴（急性か慢性か、一過性か持続性か）。

e. **不随意運動（振戦）**：出現時期、部位と程度、振戦の特徴（静止か企図振戦か）、出現の特徴（急性か慢性か、一過性か持続性か）。

> ＊1 痛みを訴えられない場合は、顔の表情（眉をしかめるなど）、発語（うめきなど）、身体動作（硬直ありなど）で確認する。

(2) 筋・骨格系のアセスメント

〈背部・頸部・四肢の観察〉

➡関節は、腫脹・発赤・熱感・圧痛の有無、関節を動かしたときの音（クリック音）の有無、関節の変形や周辺組織の変化、左右差の有

無を観察する。

➡四肢の筋の状態を視診・触診し、萎縮の有無、肥大の有無、筋緊張・弛緩の有無、けいれんの有無を観察する。

〈背部・四肢の関節の可動性の観察〉

➡背部・四肢の関節の可動性として、可動域の制限、可動性の左右差、動きのスムーズさ、痛みやクリック音の有無を観察する。

➡問題がある場合は、必要に応じて角度計を用いて可動域を測定し、より詳細な診査を行う。

[筋・骨格系の異常所見]

➡脊柱の彎曲には側彎曲・後彎曲・前彎曲がある。著しい彎曲・変形は、心肺機能に影響を及ぼす場合がある。

➡上肢や下肢にしびれがある場合、筋・骨格系の原因としては脊柱の椎間板変形やヘルニアによるもので、どの部位に異変があるかによってしびれの発生部位は異なる。上肢のしびれは頸椎、下肢のしびれは腰椎や仙椎の変形による神経圧迫障害が考えられる。

➡前傾姿勢・小刻み歩行は、加齢による骨・関節の変形、姿勢筋の筋力低下が考えられる。このほかパーキンソン病、脳血管障害、脊髄小脳変性症などにより錐体路系、錐体外路系、末梢神経系などの障害が考えられる。

➡関節の変形は、加齢や病的変化によって生じる。加齢では変形性関節症、病的変化では関節リウマチが原因となる。この他に、歩行や生活様式に大きく影響する外反母趾がある。

➡腰痛は、加齢・脊椎変形・疲労などによって生じる。加齢による姿勢変化、腰椎椎間板ヘルニアによる腰椎神経の圧迫障害が原因となり、長時間の同一姿勢やストレスから腰痛を訴える場合もある。

加齢に伴う「皮膚」の機能変化とアセスメントの実際

　加齢による皮膚の変化は、加齢に伴う「生理的老化」と紫外線による「光老化」の2つの要因によってもたらされる。表3-4に代表的な生理的老化と光老化による皮膚変化や疾患を示した。

(1) 皮膚の問診

a．次の症状を訴えている場合は、その症状の発生時期、部位、持続時間、頻度、程度、出現の特徴などを確認する。具体的には、掻

表3-4 生理的老化と光老化による皮膚変化と疾患

●生理的老化による皮膚変化	●光老化による皮膚変化
・細かな皺、皮膚の萎縮とたるみ	・大皺、日光性弾力線維症
・老人性乾皮症、汗の減少	・老人性色素斑、日光性黒子
・男性型脱毛症、老人性脱毛症	・脂漏性角化症
・白髪、白毛、老人性白斑	・老人性角化腫
・耳毛、長い眉毛や鼻毛、女性のひげ	●生理的老化と光老化の両方
・爪甲の縦線	・小皺
	・老人性紫斑

図3-5 ツルゴールテスト

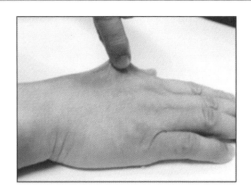

①手背または前腕の皮膚をつまみあげてから離し、皮膚の緊張感（ツルゴール）を観察する。正常な場合は、指でつまんで離した後、すぐに元の状態に戻る
②浮腫の観察として、両下肢の脛骨前面を指で10秒以上圧迫し、表面の圧痕の有無を観察する。必要時、くぼみの深さを計測する

痒感、疼痛、灼熱感、乾燥感、損傷（切創、擦過傷など）、腫脹、発疹（発赤などの色調の変化やびらんなど）、皮下出血、色調の変化、むくみ感（倦怠感などの随伴症状の有無および程度の確認を含む）、爪の変化（角化、硬度肥厚、爪体の色調）などである。

（2）皮膚のアセスメント

〈皮膚の観察〉

➡皮膚の緊張感の観察のために「ツルゴールテスト」を行う（図3-5）。

➡浮腫の観察として、両下肢の脛骨前面を指で10秒以上圧迫し、表面の圧痕の有無を観察する。必要時、くぼみの深さを計測する。

［皮膚の異常所見］

➡四肢の冷感は、末梢循環障害（レイノー現象）や貧血などの可能性

がある。

➡︎ 皮膚の緊張低下があるかどうか観察するため、ツルゴールテストを行い、皮膚が戻らなければ脱水の可能性がある。

➡︎ 浮腫には局所性のものと全身性のものがある。局所性のものは、静脈の閉塞や狭窄によって起こる静脈性浮腫と、リンパ管の閉塞や還流障害によるリンパ性浮腫がある。全身性のものには心性・腎性などがある。心性の場合は下肢、腰部・背部に浮腫が起こり、腎性の場合は顔面や全身に起こる。

➡ 加齢に伴う「視聴覚機能」の機能変化とアセスメントの実際

　加齢に伴う視覚機能の変化は、生理的な角膜と水晶体の屈折力の変化と網膜黄斑部の変化などがある。それらにより視力は低下する。また、網膜の毛細血管の変化、水晶体の混濁などにより明暗順応の機能低下も起こる。さらに、網膜の感受性の低下、眼調整力の低下などにより視野が狭くなる。

　一方、聴覚機能の変化は、可聴周波数範囲では高い音が聞きにくくなり、最小可聴閾値が高くなるため小さな音が聞きにくくなるなど可聴範囲が狭くなる。これらは、鼓膜や耳小骨などが硬化し、外耳から内耳に伝えられる音響エネルギーの伝導率が低下すること、さらに蝸牛にある有毛細胞が減少し、ラセン神経節の細胞数も減少することが原因である。

(1) 視聴覚機能の問診

a．**眼**：流涙、羞明、複視、霧目（かすみ目）、視覚的浮遊物、飛蚊症、色覚の変化。

b．**視力の低下**：出現時期、程度、出現の特徴（急性か慢性か、一過性か持続性か、両眼か片眼か）。

c．**耳鳴り**：出現の時期、出現の特徴（急性か慢性か、一過性か持続性か）、持続時間、音質（高音域か低音域か）。

d．**聴力の変化**：出現の時期、聞こえの程度、両耳か片耳か。

e．**耳漏**：出現の時期、頻度、出現の特徴（一過性か持続性か）、流出量。

(2) 眼のアセスメント

〈視覚機能の観察〉

➡︎ 視野テストにより、視野欠損の有無、左右差の有無を診査する（図

図3-6 視野テスト

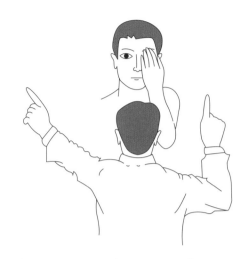

①高齢者の正面に座り、眼の高さを同じにして約50～60cm程度の
　距離をとる
②高齢者に左眼を左手で覆ってもらう
③右眼は看護者の左を見てもらう
④看護者は両手を前側方に自分の視野いっぱいに広げる（指は垂直に
　立て、指の位置は高齢者と看護者との中央にあるようにする）
⑤指を動かして、それがわかるか尋ねる

3-6）。

［眼の異常所見］

➡ 斜視には左右非対称（内斜視・外斜視・上下斜視）がある。原因は、
乳幼児期の弱視、強度の近視や遠視による外眼筋のバランスの崩れ、
外傷や糖尿病、脳血管障害などで神経や外眼筋の麻痺が生じた場合
に起こることが考えられる。

➡ 視野狭窄として、「両耳側半盲」がみられると、視覚を司る視神経
が視交叉部で下垂体腫瘍などにより圧迫されていると考えられる。
また、「鼻側半盲」が生じていると、視交叉部の外側を走行してい
る内頸動脈に動脈瘤などがあると考えられる。

（3）耳のアセスメント

〈聴覚機能の観察〉

➡ 聴覚機能はウィスパーテストにより、確認する。高齢者に椅子に座
ってもらい、片耳を塞いでもらう。看護者は高齢者の斜め後ろ
50cmのところに立ち、ささやき声で話しかける。高齢者には「何

と聞こえたか」を答えてもらう。両耳とも診査する。

[耳の異常所見]

➡伝音性難聴：耳垢塞栓、鼓膜穿孔、中耳腔内の浸出液など外耳、または内耳の疾患で起こる。空気の振動が外耳・鼓膜・中耳・耳小骨を通して内耳に十分に伝達されないことが原因である。

➡感音性難聴：内耳・聴神経・脳の障害で起こる。音は内耳へ伝達されるが、蝸牛から脳への神経興奮が減弱するためである。

➡混合性難聴：同側の耳で、伝音性難聴と感音性難聴が合わさって起こることが原因である。

➡入院や心身機能の問題が心理的ニーズに与える影響

パーソン・センタード・ケアにおいては、高齢者の「心理的ニーズ」として、①くつろぎ、②アイデンティティ、③愛着、④たずさわること、⑤共にあることが挙げられている（25 ページ参照）。

最後に、心不全をもつ高齢者の入院と心身機能の問題が心理的ニーズに与える影響について、パーソン・センタード・ケアの考え方を用いた関連図（図3-7）を示して説明する。

〈加齢による変化と誘発因子〉

高齢者は、心筋肥大、冠動脈の硬化、左心室の拡張機能の低下、運動時の最大心拍数の減少などの「加齢変化」により、心臓の予備能が低下して心不全を発症しやすい。

また、治療薬服用の不徹底、水分・塩分・アルコール摂取過多、感染症、過労・不眠、精神的ストレスなどの「誘発因子」は、心不全の発症頻度を高める。

〈心不全の症状と入院・治療による影響〉

心不全を発症すると、左心不全では肺静脈のうっ血による呼吸困難、右心不全では浮腫、静脈の怒張など特徴的な症状を示すようになる。

一方、心不全によって急な入院になれば、生活習慣や環境の変化が起こり、見知らぬ医療スタッフとの関わりが生じる。さらに心不全の治療として、点滴による薬物療法、酸素療法、安静療法、塩分・水分制限による食事療法などが必要になる。

〈活動制限・精神的苦痛による悪循環〉

心不全の症状や入院・治療が心理的ニーズに与える影響には、まず心不全により全身に必要な血液量を供給できないことによって全身の

図 3-7 心不全をもつ高齢者の入院と心身機能の問題が心理的ニーズに与える影響についての関連図

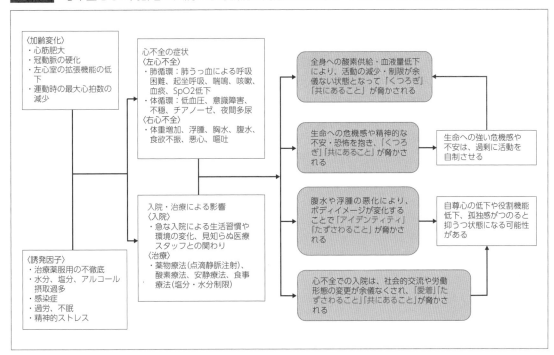

組織への酸素供給量が不足し、日常生活での活動量減少や活動制限が余儀ない状態となることで「くつろぎ」「共にあること」が脅かされる。身体的な活動量を減少・制限するばかりでなく、生命への危機感を与え、精神的な不安や恐怖を抱かせるため、これも「くつろぎ」「共にあること」が脅かされる。

このような生命への強い危機感や不安などの精神的苦痛は、過剰に生活行動を自制したり、活動意欲を低下させたりする。それによって、全身への酸素供給・血液量がさらに悪化する心身の悪循環を繰り返す可能性がある。

〈自尊心の低下、孤独感による抑うつ状態〉

一方、心不全に伴う腹水や浮腫といった状態は自分の目で確認できることや他者の目に触れることから、このボディイメージの変化によって「アイデンティティ」「たずさわること」が脅かされる。

さらに、心不全での入院は、今まで行ってきた社会での活動を継続することを困難にし、社会的な交流の範囲やあり方や、労働形態を変更せざるえない状況におかれる場合もあり、「愛着」「たずさわること」「共にあること」が脅かされる

これらから、自尊心の低下や役割機能の低下、孤独感がつのると抑うつ状態になる可能性がある。

高齢者によくみられる症状と評価方法

浜松医科大学医学部看護学科臨床看護学講座 老年看護学　教務補佐員　**稲垣 圭吾** Keigo Inagaki
同　講師　**金盛 琢也** Takuya Kanamori

　ここでは、高齢者によくみられる「呼吸困難感」「痛み」「掻痒感」「食欲不振」「転倒」「せん妄」の6つの症状を、「5つのstepによるアセスメントフロー」における「step1：情報収集」「step2：アセスメント」のフローに沿って解説する。このstep1とstep2において、高齢者の状況を正確に把握することで、「step3：看護目標」「step4：看護計画」につなげることができる。

➡ 「呼吸困難感」の評価方法

　呼吸困難とは、「呼吸をする際に不快感や苦痛を自覚し、呼吸することに大きな努力を必要とする状態」を指す。高齢者は肺弾性収縮力やガス交換能の低下、胸郭運動の制限などの加齢に伴う肺構造および機能の変化により、呼吸困難感が生じやすくなっている。

　一方で呼吸困難感は「息が苦しい」という主観的症状であるため、症状の有無や程度には個人差が大きく、特に高齢者においては慢性的な呼吸不全があっても、その状態に慣れてしまっており、呼吸困難感が生じないこともある。

(1) step1：情報収集

① 高齢者が置かれた状況：身体面の把握

　呼吸困難感がある際に見られる身体所見には、呼吸数の増加、呼吸リズム不整、咳嗽、痰、喘鳴、嗄声、笛声音、チアノーゼ、冷汗、胸部圧迫感、胸内苦悶、頸部の表在性静脈の怒張、疲労感、意識障害、傾眠・不眠、バチ状指、浮腫などがある。

　その他、呼吸機能検査（1回換気量／1秒率／肺活量／残気量など）、血液検査データ（赤血球数／ヘモグロビン／ヘマトクリットな

ど）、動脈血ガスのデータ（PaO$_2$／SaO$_2$など）、経皮的動脈血酸素飽和度（SpO$_2$）などを確認する。

②心理的ニーズの把握

[くつろぎ]

呼吸困難感や酸素マスクの使用、吸引などにより、心身共に緊張状態となりやすいため、表情、動作、発言、肩のこわばりを確認し、「くつろぎ」の状態を評価する。

[愛着]

「思い入れのある写真を見つめる」「家族の名前を呼ぶ」など、高齢者は"無意識に"緊張状態を緩和させる行動をとっていることがある。そのため、家族などに本人の緊張状態が緩和する物や人があるか確認する。

(2) step2：アセスメント

①疾患と治療および認知機能に関するアセスメント（身体疾患）

呼吸困難感の原因となっている疾患やその治療について本人がどのように理解しているか確認する。誤った認識は「酸素投与が正しく行えない」など治療アドヒアランスを低下させることがある。

適切でない認識により苦痛が増強して"不安"につながっている場合には、不安そのものが呼吸困難感を助長させることがあるため、「本人が現在の状況をどのように理解しているか」を確認することは重要である。

②生活機能に関するアセスメント（生活歴）

入院前の生活の様子を確認し、呼吸困難感や酸素投与、点滴などの治療がどの程度生活機能に影響しているか評価する。

呼吸困難感がある場合は、一般に「移動」「食事」「排泄」など生活機能全般に影響を及ぼす。加えて昼夜逆転など生活リズムの乱れにつながっていることもあるため注意する。呼吸困難感が増悪せず、かつ自力で活動できるよう、具体的な動作方法や呼吸法の検討を行う。

③価値観、過去の体験に関するアセスメント（性格傾向）

高齢者が「人に遠慮なくつらさや悩みを伝えられるか」「他人の世話になりたくないと考えているか」「つらさを我慢する傾向にあるか」を確認する。呼吸困難感は主観的な症状であり、個人のこれまでの経験が症状の自覚や対処に影響しやすい。そのため、これまで呼吸困難感にどのように対処してきたか、具体的に聞く必要がある。加えて、家族構成や職業歴、生活していた地域、好きなことや嫌いなこと、過去のうれしかった経験やつらかった経験なども確認し、現在や入院生

活への対応状況を評価する。

④心理的ニーズに関するアセスメント（社会心理）

　看護師や医師などとのコミュニケーションの様子や、病室での過ごし方などから、呼吸困難感や酸素マスクなどの使用、吸引・口腔ケアの実施によるストレスや無力感、孤独感等の状況を評価する。

　呼吸困難感は他者との交流を阻害する傾向にあり、また交流減少に伴う孤独感は不安などの心理的苦痛につながり、結果として呼吸困難感を増悪させることがあるため、他者との交流や心理的苦痛の状況を評価することは重要である。

➡️ 「痛み」の評価方法

　痛みは「組織損傷が実際に起こったとき、あるいは起こりそうなときに付随する不快な感覚および情動体験、あるいはそれに似た不快な感覚および情動体験」と定義される[1]。痛みは個人の感覚的・情動的体験であるが、特に高齢者においては、せん妄や認知症などにより痛みを他者に伝えることが難しいことも多い。そのため、高齢者ケアにおいては、言葉による痛みの確認のほか、表情や動作から痛みの有無や程度を把握していくことが重要である。

（1）step1：情報収集

①高齢者が置かれた状況：身体面の把握

　痛みの部位と程度、痛みの部位の皮膚状態、画像検査データ、血液検査データ、内服状況、既往歴、治療経過、表情、訴えを確認する。

②心理的ニーズの把握

［くつろぎ］

　痛みの訴えが難しい高齢者の場合、表情や言動を観察し、緊張状態になっていないかを確認する。眉間に皺が寄っていたり、手に力が入っていたりする場合は、痛みによって「くつろぎ」が阻害されている可能性がある。

［アイデンティティ］

　これまでの生活歴・職業歴、本人の趣味・性格、"痛み"に対する対処行動を確認する。例えば、戦争を経験している高齢者の場合、「痛みを訴えるのは恥ずかしい」と考え、痛くても訴えることができない可能性がある。また、痛みの治療をしてもらえなかったなど、過去に痛みに関して辛い経験のある高齢者では、痛みを強く訴えたり、不安が痛みを増幅させたりすることがある。高齢者がどのような人生を

送ってきて、どのようにしたいのか確認する。

[愛着]

　痛みを緩和するために、愛着のあるものを触るなど無意識に落ち着くための行為をする、姿勢をとるなどが見られることがある。

[たずさわること]

　痛みにより活動が制限されていないか確認する。普段の活動と休息のバランスや表情、言動などを確認する。

[共にあること]

　入院前の家族構成や家族との関係、地域での役割や関係などを確認する。入院生活における人間関係、家族の面会頻度を確認する。他者に自身の思いを伝えることができているか確認する。

(2) step2：アセスメント

① 疾患と治療および認知機能に関するアセスメント（身体疾患）

　外傷や手術など、痛みの原因について本人がどのように理解しているか確認する。特に、せん妄や認知症高齢者では、現状を正しく理解しておらず、痛みの原因がわからずに不安になっていることもある。不安は痛みを助長することがあるため、本人がどのように現状を理解しているか評価することは痛みのアセスメントにおいて重要である。

② 生活機能に関するアセスメント（生活歴）

　痛みは生活機能全般に影響を及ぼすが、痛みの部位や出現状況（動作時か安静時か）などによって影響の大きさは異なる。部位やその性質に応じて、生活機能のどの場面に痛みによる影響が生じているかを具体的に確認する。特に高齢者では病前からADLが低下していることも多く、病前はなんとか自身でできていたことが痛みによって完全にできなくなったり、介助者に依存してしまったりすることもある。そのため病前のADLの状況を具体的に把握しておくことも必要である。

③ 価値観、過去の体験に関するアセスメント（性格傾向）

　痛みへの対処は、個人のそれまでの体験や性格傾向などによって大きく異なる。一般に高齢者は「痛みを我慢する傾向にある」と言われており、人に遠慮なく痛みを伝えられるか、他人の世話になりたくないと考えているかなど、個人の性格傾向を把握することは痛みの過小評価や見逃しを避ける上で重要である。また、高齢者では鎮痛剤の使用を避ける傾向にあるなど、痛みへの対処が適切でないことがある。その他、過去に痛みに関してつらい経験のある高齢者では、痛みに敏感になっている場合もあるため、痛みに関する過去の体験や、これまでどのように対処してきたか、それはどのような理由からかを具体的

に把握する必要がある。

④心理的ニーズに関するアセスメント（社会心理）

不安・心配・孤独感・無力感などの「心理的苦痛」は、痛みの増悪因子であるため、身体的な痛みとして表出されることがある。逆に、痛みが不安・心配・孤独感などを助長することもある。そこで、高齢者に治療や療養生活で不安や心配なことはないかを確認し、看護師や医師などの専門職との関わりや療養生活の様子から塞ぎ込んでいるような様子はないか観察する。他者との交流によって痛みが緩和することもあるため、本人のニーズに合わせて交流の機会を検討する。

➡️「掻痒感」の評価方法

掻痒感とは「掻破したいという欲望を起こさせる不快な感覚」と定義されている[2]。高齢者は皮膚の角層の水分保持機能の低下によって乾燥しやすいため、掻痒感を訴えることが多い。また、掻痒は皮膚や内臓の異変を知らせる警告サインであり、放置すると睡眠障害や抑うつにつながる可能性がある。

高齢者の掻痒の原因は複合的な場合が多いため、身体的な要因だけでなく、心理的な要因なども含めて多角的にアセスメントしていくことが必要である。

(1) step1：情報収集

①高齢者が置かれた状況：身体面の把握

掻痒の部位と程度、本人の苦痛、掻痒部位の皮膚状態を確認し、血液検査データから腎不全や脱水などの悪化がないかも確認する。その他、内服薬や貼付剤、軟膏などの副作用が原因となっている場合があるため、薬剤の使用状況を確認する。自分自身で訴えられない高齢者の場合は、表情や掻破痕から、掻痒感の有無や程度を確認する。

②心理的ニーズの把握

[くつろぎ]

掻痒感はそのものが苦痛で、不眠や抑うつなどの原因にもなりうる。掻痒感やそれに伴う不眠等によってストレスフルな状態となり、緊張状態となっていないか、表情や動作などを確認する必要がある。

[アイデンティティ]

掻痒感への対処には、それまでの生活習慣や価値観が影響する。高齢者がどのような人生を送ってきたか、掻痒感にどのように対処してきたか確認し、現在の掻痒感の状況が本人の自分らしさにどの程度影

響しているかも確認する。

[愛着]

　掻痒感を緩和させるため、大切に思っている人や物、落ち着く行為、姿勢、場所などを確認する。

[たずさわること]

　掻痒感は、活動する意欲を阻害し、掻痒感による不眠などが活動制限につながってしまう可能性もある。そのため掻痒感によって活動がどの程度制限され、「主体的に活動したい」というニーズが影響を受けているか確認する。

[共にあること]

　掻痒感が活動を制限することで、「他者と交流したい」というニーズに影響を及ぼすことがある。

(2) step2：アセスメント

①疾患と治療および認知機能に関するアセスメント（身体疾患）

　掻痒感の原因について、本人がどのように理解し、「どのような対処が望ましい」と理解しているかを確認する。部位を繰り返し掻破することで、掻痒感は増悪してしまうため、本人の対処に対する理解は重要である。

②生活機能に関するアセスメント（生活歴）

　掻痒感が出現する時間帯や部位などによって、生活機能への影響の出方は異なる。特に夜間の掻痒感は不眠の原因となり、夜間頻尿の原因となっている場合もある。

③価値観、過去の体験に関するアセスメント（性格傾向）

　人に遠慮なく掻痒感を伝えられるか、他人の世話になりたくないと考えているか、掻痒感を我慢する傾向にあるか、過去の入院時の経験や症状への対処の体験などから、現在や入院生活への対応状況を評価する。

④心理的ニーズに関するアセスメント（社会心理）

　直接ケアをしている人との関係（家族・看護師・介護職など）や、一緒に生活している人、そのほかの家族や親戚との関係、地域での役割や関係、生活している場所の環境（不快な部分はないか）などの情報を確認した上で、入院による環境の変化が心理状況に与えている影響を評価する。

●「食欲不振」の評価方法

　食欲不振とは「食物を摂取したい」という欲求が低下ないし消失し、

健康時の飲食物の量・内容を摂取できない状態、あるいは摂取はできているものの本人が「摂取できていない」と感じている状態である[3]。高齢者の場合、加齢に伴う味覚や嗅覚などの感覚機能の低下や義歯の装着による食事内容・形態の変化、胃液分泌の減少による消化不良や胃もたれ、蠕動運動の減少や運動量の低下による便秘などの影響で食欲不振となることが多い。数種類の内服薬を服用していることが多く、その副作用によって食欲不振となることもある。

(1) step1：情報収集

① 高齢者が置かれた状況：身体面の把握

　食欲不振の原因は、消化器系の感染症などによる腹痛や胃部不快感、口内炎や義歯が合わないなどの口腔内トラブル、肺炎などによる呼吸困難感や倦怠感など多岐にわたる。バイタルサインデータのほか、画像検査データ、血液検査データなどから、これらの身体疾患の状況を評価していく。一般に加齢とともに味蕾が減少し、塩味や甘味などの感度が鈍くなるため、味覚の障害が食欲不振の原因となっていないか確認する。便秘により食事摂取が進まない場合もあるため、排泄状況の確認も必要である。

　そのほか、認知症などのある高齢者では、箸や食器の使い方がわからず食事がとれないことがあるため、食事場面の観察も食欲不振のアセスメントとして重要である。

② 心理的ニーズの把握

[くつろぎ]

　口腔内やお腹が痛い、眠い、倦怠感がある、尿意・便意があるなどのくつろぎに影響を与える身体的な理由がないか確認する。加えて、人間関係や物理的環境（寒さ・暑さ・におい・音など）による不快がないか表情や発言、行動などを確認する。

　また、食事介助の順番を後回しにしたり、摂取を急がせたりすることなどのくつろぎのニーズが満たされない関わりをしていないか確認する（例えば、高齢者が食事中に箸を落としてしまって困っているが、見て見ぬふりをして他の業務を続ける行為は後回しにすることになり、本人のニーズが満たされず、食欲不振の原因となりうる）。

[アイデンティティ]

　高齢者の性格や生活歴、職業歴、食事の好み、食事摂取方法などを確認する。子ども扱いや侮辱、好ましくない区分けなどのアイデンティティのニーズが満たされない関わりをしていないか確認する。例えば、食べる際に衣服を汚してしまった高齢者に「汚しちゃダメじゃ

ない」などと言うと、子ども扱いすることになり、本人のアイデンティティが損なわれ、食欲不振になったり増悪させたりすることになる。

[愛着]

　高齢者が大切に思っている人や物、落ち着く行為などを確認する。非難したり、だましたり、あざむいたり、わかろうとしないなどの愛着のニーズが満たされない関わりをしていないか確認する。例えば、デザートを先に食べてしまう人に対して「デザートだから最後に食べなくちゃダメですよ」と言って責める行為は、本人の愛着のニーズを損ねる行為であり、食欲不振につながることがある。

[たずさわること]

　入院生活の中で、食事摂取を自らの能力を使って行っているか、適切な食器や姿勢、場所などの食事環境は整っているかなどを確認する。例えば、スプーンやフォークでは自力摂取できないが、箸を渡すと自分で食べ始めることもある。強制や中断、能力を使わせない、物扱いするなど、たずさわることのニーズが満たされない関わりをしていないか確認する。例えば、自力摂取可能な人に対して、食事の時間がかかるという理由で、スタッフが食事介助してしまうことは能力を使わせないことにつながり、本人のニーズが満たされない関わりであり、食欲不振の原因となりうる。

[共にあること]

　入院生活において、他者との関わりはあるか、他者に自身の思いを訴えることはできているか、高齢者の訴えを傾聴することはできているか、差別や無視、のけ者にする、あざけるなど、共にあることのニーズが満たされない関わりをしていないか確認する。例えば、上手に食事がとれず、ごはんを鼻につけている高齢者の姿を見て笑う行為はあざけることに該当し、食欲不振につながることがある。

(2) step2：アセスメント

① 疾患と治療および認知機能に関するアセスメント（身体疾患）

　食欲不振は本人の主観的な症状であるとともに、その原因が多岐にわたるため、本人が「食べられない」という現在の状態をどのように捉えているかを知ることが重要である。

　しかし、せん妄や認知症高齢者では食べられない原因を伝えることが難しいため、表情や言動から本人が現在の状態をどのように理解しているか評価していく。また、並行して入院による混乱やせん妄の影響も含めた認知機能の低下や認知症がある場合にはその程度や

BPSD、認知機能障害を評価する。

②生活機能に関するアセスメント（生活歴）

食事の摂取方法（箸やスプーンの使い方など）を理解しているか評価する（普段と違う食器のためわからない、食べる場所や姿勢が違うためわからないということもある）。

その人にとっての適切な摂取量はどのくらいか評価する。（例えば、もともと1日2回の食事習慣だったり、用意した食事を1日かけて少しずつ食べる習慣だったりする場合もある）。

日中の活動量や生活パターン、夜間の睡眠状況、ADLの状況、不快感や痛みの訴えはないか、排泄状況等から高齢者の身体面の状態を評価する。その他に、家族構成や職業歴、生活していた地域等も確認し、その人の大切にしている思いを把握し、どの程度生活が障害されているか評価する。

③価値観、過去の体験に関するアセスメント（性格傾向）

食事に関する考え方を評価する。例えば、食卓の向かい側に人がいるのが気になり、その人の食べる音が気になってしまったり、「1人で静かに食べたい」というニーズがあったりする場合がある。

また、家族構成や性格、発言時の表情などから入院生活への対応状況を評価する。

④心理的ニーズに関するアセスメント（社会心理）

入院による環境変化が心理的苦痛につながり、食欲不振の原因となることがある。特に入院前から介護を要している高齢者の場合、入院に伴って直接ケアをしている人（家族・看護師・介護職など）が変わり、ケアを受けることに遠慮や戸惑いが生じ、食欲不振につながりやすい。入院前には他の家族や入居者と一緒に食事をとっていた高齢者も、入院に伴って個室で食事をとることになった場合に、食事の雰囲気を楽しめず、食事が進まないこともある。入院前の食事の状況などの情報を収集し、現在、食事に関してどのような心理的ニーズがあるかアセスメントしていく必要がある。

→「転倒」の評価方法

転倒とは「いかなる理由であっても、人が地面、床またはより低い面へ予期せず倒れること」である[4]。高齢者は加齢による認知判断能力の低下や身体機能の低下によって転倒リスクが高くなっている。特に入院している高齢者では、転倒によって骨折や硬膜外・脳出血を引き起こし、結果として長期の入院や施設入所などにつながることがあ

る。そのため、入院中の転倒を予防していくことは重要である。

（1）step1：情報収集

①高齢者が置かれた状況：身体面の把握

　高齢者の転倒の要因として、主に身体面では「加齢に伴う筋力や視聴覚機能の低下」「疾患の罹患に伴う筋力・バランスの障害」「薬物の服用に伴う変化」がある。特に疾患による高次脳機能障害や視空間障害、起立性低血圧などの症状を伴っている高齢者はより転倒しやすい。高齢者の能力の把握では、筋力や関節可動域、表情、訴えなどを確認する。*1

　その他、入院高齢者では排泄に関連した転倒が生じやすいことが知られており [5]、排泄に関連する移動動作を含め、病棟のトイレの場所や使い方を正しく理解しているか、トイレの際に点滴などのチューブ類の管理が正しく行えているか、丁寧に評価していく必要がある。

②心理的ニーズの把握

[くつろぎ]

　慣れない環境で不安があったり、落ち着かない様子で緊張していたりする場合には転倒が生じやすい。尿意や便意があっても適切に訴えたり、相談したりできない高齢者の場合には、焦ってトイレに行こうとして転倒が生じることがある。コミュニケーションの際に表情や言動を観察し、緊張状態となっていないか確認する。

[アイデンティティ]

　これまでの生活歴や職業歴、趣味、性格を確認する。特に、家で何でも自分で頑張ってやってきた人の場合、転倒リスクがあると理解していてもナースコールを押して介助を受けることに苦痛を感じることがある。遠慮がちな性格が転倒リスクを高めることもある。

[愛着]

　大切に思っている人や物、落ち着く行為などを確認する。慣れ親しんできた物や行為には心を落ち着かせる効果がある。

[たずさわること]

　入院前や入院生活の中で大切にしていることや物、習慣を把握し、そのことが人間関係や物理的状況から障害されていないか確認する。高齢者の能力の把握では、筋力や関節可動域、表情、訴えなど）を確認する。特に、歩行状況におけるバランス機能、視覚・聴覚機能、歩行姿勢、歩幅、歩行速度、歩行補助具の有無と使用方法、高齢者の身に着けているも（例えば履物のサイズや着用状況、ズボンの長さなど）の確認が重要になる。

*1　歩行状況におけるバランス機能、視覚・聴覚機能、歩行姿勢、歩幅、歩行速度、歩行補助具の有無と使用方法、高齢者の身に着けているもの（例えば、履物のサイズや着用状況、ズボンの長さなど）の確認も重要になる。車いすや歩行補助具を適切に使用できていない高齢者の場合も転倒しやすいため、実際の歩行や移乗の様子を観察し、転倒リスクを評価する必要がある。

[共にあること]

　入院前の家族構成や家族との関係、地域での役割や関係、本人の性格などを確認する。入院生活における人間関係、家族の面会頻度を確認する。他者に自身の思いを伝えることができているか確認する。

(2) step2：アセスメント

① 疾患と治療および認知機能に関するアセスメント（身体疾患）

　入院や治療の過程で筋力の低下が生じ、高齢者がその動作ができると思っていても、実際には難しくなっていることは少なくない。そのため、現在の筋力や移動能力について本人がどのように理解しているか、実際とどの程度乖離しているか評価する。点滴やドレーンなどが適切に管理できずに転倒につながることもあるため、治療においてチューブ類を使用している場合は、その管理状況なども評価する。

② 生活機能に関するアセスメント（生活歴）

　高齢者が過ごす場の状況、設備の状況、履物などの生活環境が高齢者本人に適していない場合、転倒リスクを高めることになる。高齢者の身体機能に合わせた環境調整が行われているか、照明や履物、高齢者の身に着けているもの（履物のサイズや着用状況、ズボンの長さなど）、手すりの位置などをアセスメントする必要がある。入院前の生活の様子を確認し、入院後にどの程度生活が障害されているか評価し、退院後の生活がどのようになるかを推測することも重要である。

③ 価値観、過去の体験に関するアセスメント（性格傾向）

　介助を要する場面でもナースコールを押さないなど、「人の世話になりたくない」と考えていたり、人に物事を頼むことに遠慮がちだったりするなどの性格傾向は転倒の要因になりうる。例えば、排泄において「人の世話になりたくない」「排泄に失敗したくない」といった価値観なども転倒の要因につながる可能性がある。

④ 心理的ニーズに関するアセスメント（社会心理）

　高齢者は自身の身体機能の低下から転倒しやすい状態であることにショックを受けていたり、介助を受けることを「恥ずかしい」と思っていたりすることも少なくない。転倒リスクがあることや転倒リスクのために介助を受けることへの心理的苦痛を評価する。

➡「せん妄」の評価方法

　せん妄とは、一過性に経過する意識レベル低下やさまざまな認知機能障害を伴う症候群を指す。せん妄は入院高齢者の 10 ～ 30％程度に

発症し、特に脳血管障害や認知症などの既往がある場合や、手術、緊急入院の場合は「せん妄になりやすい」と言われている。

　せん妄の代表的な症状に見当識障害があり、夕方になると「家に帰りたい」と訴えることがある。せん妄の背景には、既往や侵襲のほか、入院環境への戸惑いがあり、周囲の人との交流が断たれている状態や不安がある状態はせん妄の要因となりうるため、心理的ニーズを含めてせん妄の要因を評価し、ケアにつなげていく必要がある。

(1) step1：情報収集

① 高齢者が置かれた状況：身体面の把握

　せん妄の身体的な要因には、脳血管疾患・認知症・パーキンソン病などの既往や、電解質異常や脱水などが挙げられる。ベンゾジアゼピン系睡眠薬やモルヒネなどの薬物がせん妄の要因になることもある。

② 心理的ニーズの把握

[くつろぎ]

　せん妄の要因には不安や緊張がある。例えば「家に帰りたい」と言う高齢者では、家に帰りたい理由が何なのか、どのようなことに不安を感じているか、どのようなことに緊張や焦燥感があるのか把握していくことが必要である。

[アイデンティティ]

　緊急入院などによって急激に環境が変わってしまい、「自分らしく過ごせていない」と感じる場合にもせん妄が生じうる。高齢者の性格や生活歴・職業歴、大切にしているものなどを確認する。スタッフからの行動制限（例えば、動いてはいけないという指示）や子ども扱い、侮辱などもアイデンティティのニーズを障害することがあるため、スタッフの関わり方も合わせて評価することが必要である。

[愛着]

　手術や緊急入院によって大切に思っている人や物と引き離されてしまうことで、せん妄を生じる可能性がある。また、非難したり、だましたり、あざむいたり、わかろうとしないなどの愛着のニーズが満たされない関わりをしていないか確認する。

[たずさわること]

　入院生活の中で、自らの能力を使って進んで何かを行っているか、人間関係（関わる人の対応など）や物理的環境（ベッドまわりの環境など）によって制限されていることはないか、強制や中断、能力を使わせない、モノ扱いするなどの"たずさわること"のニーズが満たされない関わりをしていないか確認する。

［共にあること］

　入院生活において、他者との関わりはあるか、他者に自身の思いを訴えることはできているか、高齢者の訴えを丁寧に受け止め、スタッフが自分の味方であり、支援する人であることを認識してもらうことはできているか、などを確認する。他者からの差別や無視、のけ者にする、あざけるなどの行為が、せん妄につながる可能性があるため、スタッフの関わり方も重要になる。

(2) step2：アセスメント

① 疾患と治療および認知機能に関するアセスメント（身体疾患）

　入院していることや入院した理由、また今後の治療のスケジュールなどについて確認する。高齢者では治療内容などについて家族が決めていて、本人が十分に説明を受けていなかったり、説明を受けていても正しく理解できていなかったりすることがある。

② 生活機能に関するアセスメント（生活歴）

　日中の活動量や生活パターン、夜間の睡眠状況、ADL の状況、不快感や痛みの訴えはないか、排泄状況などから高齢者の身体面の状態を評価する。その他に、家族構成や職業歴、生活していた地域、好きなことや嫌いなこと、過去のうれしかった経験やつらかった経験（つらかった経験に関しては、本人に直接質問するかどうかを慎重に検討する必要がある）なども確認し、その人の大切にしている思いを把握し、どの程度生活が障害されているか評価する。

③ 価値観、過去の体験に関するアセスメント（性格傾向）

　家族構成や性格、発言時の表情、「家に帰りたい」と訴える理由や時間帯、輝いていた時代のエピソードなどから、入院生活への対応状況を評価する。

④ 心理的ニーズに関するアセスメント（社会心理）

　家族や親戚との関係、地域での役割や関係、生活している場所の環境（不快な部分はないか）などの情報を確認した上で、入院による環境の変化が心理状況に与えている影響を評価する。

【参考文献】
1）国際疼痛学会
　　https://www.iasp-pain.org/terminology?navItemNumber=576#Pain
2）北川公子：系統看護学講座専門分野Ⅱ老年看護学第 9 版，医学書院，p.229-230，2018.
3）高木永子：看護過程に沿った対症看護第 4 版，学研メディカル秀潤社，p.95，2012.
4）ProFaNE（Prevention of Falls Network Europe）
　　http://www.profane.eu.org
5）小吉里枝，坪井義夫，鷺山厚司ほか：福岡大学病院の入院患者における転倒の現状と取り組みについて，医療と安全，12，p.35-40，2020.

アセスメントフローを活用した
高齢者看護の実際

本章ではアセスメントフローを活用して、急性
期病院でパーソン・センタード・ケアを基盤とし
た高齢者看護を実践した8つの事例を報告する。
まず、8事例のアセスメントフローをまとめて紹
介し、そのフロー沿って行われた高齢者看護の詳
細な実践報告はその後に掲載している。

5つのstepによるアセスメントフロー❶

⮞ [step1] 情報収集 ▶ 高齢者が置かれた状況と抱く想いに関する情報を集める

(1) 高齢者の身体面の情報を確認

　　体温、血圧、脈拍、呼吸数、酸素飽和度等のバイタルサイン、呼吸音の聴診、検査結果、治療経過、表情、訴えを確認する。

(2) 高齢者の心理的ニーズの把握

　[**くつろぎ**] 呼吸困難感や倦怠感、酸素マスクの使用、吸引・口腔ケアの実施により、「くつろぎ」が保たれず、心身共に緊張状態となっていないかどうか、表情、動作、発言、肩のこわばりを確認する。

　[**アイデンティティ**] 現在の自分自身の状況が理解できているか、入院したことや、治療を受けていることをどのように捉えているかを確認する。

　[**愛着**] 大切に思っている人や、物、落ち着く行為などを確認する。呼吸困難感や倦怠感が強い時には大切な人を呼んだり、落ち着く行為を繰り返すことがある。

　[**たずさわること**] 入院生活の中で、自らの能力を使って何か進んで行っているか。倦怠感や酸素マスク・点滴によってそれが制限されていないか確認する。また、吸引・口腔ケアの場面ではどのようにケアに協力しているか、現状や本人の考えを確認する。

　[**共にあること**] 呼吸困難感や倦怠感、酸素マスクの使用によって塞ぎ込んでいないか、人に苦しさやつらさ、寂しさなどを伝えているか確認する。また、吸引・口腔ケアを受けることに遠慮や申し訳なさ、依存傾向などがないか確認する。

⮞ [step2] アセスメント ▶ パーソン・センタード・モデルに基づく心身のアセスメントの統合

①疾患と治療および認知機能に関するアセスメント（身体疾患）

　　バイタルサインやフィジカルアセスメント、画像・血液検査結果、本人の訴え、表情等から、呼吸困難感や倦怠感の程度を評価する。また既往である認知症やせん妄の程度を評価する。さらに、症状や酸素マスク、点滴の使用、吸引・口腔ケアの実施が「くつろぎ」の状態にどのように影響しているか、本人が入院や治療内容についてどのように理解しており、そのことが安全な治療の実施や治癒過程にどのように影響するかアセスメントする。

②生活機能に関するアセスメント（生活歴）

　　入院前の生活の様子を確認し、症状や治療でどの程度生活が障害されているか、さらに、症状や治療により自ら行えることが減少していないか、活用できる残存機能はないかアセスメントする。

③価値観、過去の体験に関するアセスメント（性格傾向）

　　人に遠慮なくつらさや悩みを伝えられるか、他人の世話になりたくないと考えているか、つらさを我慢する傾向にあるか、過去の入院時の経験や、症状への対処の体験から、現在の症状や入院生活への対応状況をアセスメントする。

④心理的ニーズに関するアセスメント（社会心理）

　　症状や点滴、酸素マスクの使用、吸引・口腔ケアの実施によるストレスに関連する不安や無力感、孤独感などの状況をアセスメントする。

→ [step3] 看護問題 ▶ 本人の視点からの看護問題と看護目標

①誤嚥性肺炎、不適切な酸素マスク使用に伴う呼吸困難感
　→肺炎が治癒し、呼吸困難感が改善される
②入院や発熱、呼吸困難感、不安、「くつろぎ」が満たされないことによるせん妄
　→酸素マスクや点滴等、入院治療を安全に続けられる
③見当識障害、「愛着」の欠如、「たずさわること」が果たせないことによる治療・ケアへの不安
　→口腔ケアや吸引時に協力が得られ、治療・ケアへの不安が解消する

→ [step4] 看護計画 ▶ 本人の視点からの看護計画

○現状の治療状況を理解できるよう、言葉だけでなくイラストなどを用いてコミュニケーションを図る。
○自宅から馴染みのものを持参して病室環境を整える。
○口腔ケアや吸引の場面では、何をどのように行うか具体的に説明しながら実施し、自身でできる部分は行ってもらうなど、ケアへの協力を促す。
○呼吸状態が安定している時には、デイルームに散歩に行き、風景を見たり、他患者や職員と会話ができる時間を設ける。

→ [step5] 評価 ▶ 本人の視点からの看護過程全体の評価

V　（人々の価値を認める）高齢者の想い、"その人"の意思を引き出していたか？
　呼吸困難感やせん妄の背景にある高齢者の不安等を引き出し、本人の意思や想いを受け止めて、"ひとりの人"としての価値を認めることができた。

I　（個々の独自性を尊重する）高齢者が自分の居場所があると感じられる環境があったか？
　"その人"なりのケアへの参加の方法等を計画・実施できた。

P　（その人の視点に立つ）高齢者の視点を理解するために本人の想いを聞いたか？
　入院したことや治療を受けること、症状への対処など、過去の体験等も含めて本人の想いを聞くことができた。

S　（相互に支え合う社会的環境の提供）心理的不安や自尊感情を回復する社会心理的ケアを行えたか？
　高齢者の不安を解消するためにコミュニケーション方法を工夫し、ケアを通して塞ぎ込みが解消され、他者との関わりが促進された。

➡ 詳細な報告は **134** ページ

5つの step によるアセスメントフロー ❷

第

4

章

アセスメントフローを活用した高齢者看護の実際

⮞ ［step1］情報収集 ▶ 高齢者が置かれた状況と抱く想いに関する情報を集める

(1) 高齢者の身体面の情報を確認

　体温、血圧、呼吸数、酸素飽和度等のバイタルサイン、手術後のドレーン等のチューブ類、手術創、歩行状況などを確認する。

(2) 高齢者の心理的ニーズの把握

　［**くつろぎ**］自宅から救急車で病院に連れてこられ、さらに手術まで受けた後、病室にとどまるという突然の変化にどう対処しようとしているかを確認する。

　［**アイデンティティ**］入院する前に自分の役割や生きがいとしていたことは何か、高齢者の言葉の中から把握する。

　［**愛着**］緊急入院からの病院での生活というさまざまな制約がある中で、高齢者が、いま、大切にている「言葉」は何かを確認する。

　［**たずさわること**］術後の看護師からの「歩いてください」という要望に応えて、自力で歩く行動をとっている高齢者の想いを、"その人"の立場に立って考える。

　［**共にあること**］医師・看護師との関わりから「言われたとおりに信じて行動することで回復する」と思い、医療職と"共にあること"を感じつつも、自分はひとりでも大丈夫という前向きな意識を持っている理由を確認する。

⮞ ［step2］アセスメント ▶ パーソン・センタード・モデルに基づく心身のアセスメントの統合

①疾患と治療および認知機能に関するアセスメント（身体疾患）

　術後の早期離床の際、肺梗塞を発症する可能性があるため、看護師と共に歩行して酸素飽和度と本人の自覚症状を確認する。喫煙歴が長く、痛みの増強により換気不全となることも予測され、歩行時の創痛も確認する。トイレ歩行回数が増えることによる排泄の状況、それによるからだのバランス、脈拍数、電解質の数値や、ドレーンからの排液性状も確認する。

②生活機能に関するアセスメント（生活歴）

　入院前の生活の様子を確認し、症状や治療により、どの程度生活が障害されているか評価する。さらに、「人様の世話になりたくない」という気持ちから無理をしていないかどうか確認する。

③価値観、過去の体験に関するアセスメント（性格傾向）

　人に遠慮なくつらさや悩みを伝えられるか、他人の世話になりたくないと考えているか、つらさをどのくらい我慢する傾向にあるか、医師や看護師に言われたことをどのように守っているか、現在の症状や入院生活への対応状況をアセスメントする。

④心理的ニーズに関するアセスメント（社会心理）

　夫・義母・長男の世話をしてきた主婦としての自分が家に不在となることで家族を心配しているはずであり、どのような思いで入院生活を送っているかをアセスメントする。

[step3] 看護問題 ▶本人の視点からの看護問題と看護目標

① 1人でのトイレ歩行の際に、注意力が低下して「転倒する」などの危険がある
　→1人で安全に歩行できるよう環境を整える
②「アイデンティティ」のニーズが満たされず、せん妄が増強する可能性がある
　→医師・看護師が話を傾聴して寄り添う姿勢を維持することで、入院生活の中であっても「ひとりではない」と意識し、苦痛や不安なく入院生活を過ごせる
③ セルフケアを行うに当たって人の手を借りることを苦痛に感じており、自尊心が低下する
　→自身で管理して行えるよう本人の持てる能力に働きかける

[step4] 看護計画 ▶本人の視点からの看護計画

○ 毎日の回診で「現在の状況と今後の回復のためには何が必要か」を高齢者が理解しやすいように説明する。
○「看護師が交換する手間を省きたい」という配慮に対して、感謝の気持ちを表す。
○ 単独で歩行することで、バランスを崩して転倒してほしくない、という気持ちを毎日伝える。
○ 家族が必要物品を届けに来たときには、束の間でもよいので顔を見られる場面をつくる。

[step5] 評価 ▶本人の視点からの看護過程全体の評価

V　（人々の価値を認める）高齢者の想い、"その人"の意思を引き出していたか？
　「早く帰る＝身体が回復する」と高齢者の認識に働きかけ続けた結果、医師や看護師の話をよく聞き、自分なりに考えて行動するようになった。

I　（個々の独自性を尊重する）高齢者が自分の居場所があると感じられる環境があったか？
　トイレに行く際に看護師に伝えなくても危険なく安全を担保され、自分で行動できる環境があった。

P　（その人の視点に立つ）高齢者の視点を理解するために本人の想いを聞いたか？
　高齢者の想いに基づいた行動を観察しながら理解の内容を確認し、必要時に助言や手助けをする姿勢で関わり続けた。

S　（相互に支え合う社会的環境の提供）心理的不安や自尊感情を回復する社会心理的ケアを行えたか？
　「ゴミ箱への排泄」という行動の裏にある理由を考え続け、排泄をしやすい環境をつくるとともに安全を担保しながら、自己の判断に沿ってトイレに行きやすい関わりを継続した結果、ゴミ箱への排泄がなくなった。

詳細な報告は**143**ページ

> **[step1]情報収集** ▶ 高齢者が置かれた状況と抱く想いに関する情報を集める

(1) 高齢者の身体面の情報を確認

　　体温、血圧、呼吸数、酸素飽和度等のバイタルサイン、手術後の創部・関節部位の確認、声かけをしたときの表情などを確認する。

(2) 高齢者の心理的ニーズの把握

　[**くつろぎ**] 臥床時、脱臼予防のための外転枕を装着するが、装着したとの表情を確認する。痛みに対する態度を確認し、「くつろぎ」のニーズがどのようになっているかをうかがう。

　[**アイデンティティ**] 入院する前の生活や職業を尋ねて、自分の役割や生きがいとしていたことは何か、高齢者の言葉の中から把握する。

　[**愛着**] 病院での生活という、さまざまな制約がある中で、入院中に高齢者が穏やかな笑顔になるときはどのようなときかを確認する。

　[**たずさわること**] ナースコールを使わずに離床センサーが作動するのは、高齢者が自分で何かをしようとしているということ。なぜ、ナースコールを使わないのか高齢者の想いを尋ねる。

　[**共にあること**] 我慢強い性格がうかがわれ、リハビリテーションを頑張っていることを労うと同時に、高齢者の昔の話を聞き、なじみの関係をつくっていく。

> **[step2]アセスメント** ▶ パーソン・センタード・モデルに基づく心身のアセスメントの統合

①疾患と治療および認知機能に関するアセスメント（身体疾患）

　　貧血、炎症反応創部などの術後経過を確認する。大腿骨頸部骨折術の場合、術後約3週間は軟部組織が修復しないため脱臼を起こす危険性がある。臥床時の外転枕装着について検討する。

②生活機能に関するアセスメント（生活歴）

　　高齢者がどのような人生を送ってきたのか、職業は何か、子育てはしていたのかなどを確認し、その上で、今、なにが生きがいになっているかを確認する。術後、ADLが不安定になりやすく、転倒・脱臼の危険があり、その予防のために見守りが必要だが、ナースコールで対応できるのか、離床センサーで対応するのか、これまでの生活を考えながら検討する。

③価値観、過去の体験に関するアセスメント（性格傾向）

　　高齢者の中には「自分のことは自分でやる」という思いが強い人も多い。しかし、そのような性格傾向は、頑張り過ぎて無理な動作につながる可能性もあり、転倒や脱臼などの術後合併症を引き起こすこともある。性格傾向も考慮したアセスメントを行う。

④心理的ニーズに関するアセスメント（社会心理）

　　入院し、これまでのなじみの関係や生活が絶たれ、不安と孤独を感じているため意欲低下が生じる可能性があり、それは心身機能の低下につながる。高齢者がどの程度、このような心理的苦痛を感じているかを会話の中からつかみとる必要がある。

> **［step3］看護問題** ▶本人の視点からの看護問題と看護目標

①術後疼痛、脱臼予防のための外転枕装着により「くつろぎ」のニーズが満たされない
　→**疼痛がコントロールされ、脱臼がなく、安楽・安全に入院生活を送り、退院できる**
②脱臼・転倒予防のための見守りと離床センサーの使用により「たずさわること」のニーズが満たされない
　→**持てる能力を発揮しながら必要な支援を受け、心身機能が低下しない**

> **［step4］看護計画** ▶本人の視点からの看護計画

○疼痛がコントロールされ、脱臼がなく、安楽・安全に入院生活を送り、退院できる。
・鎮痛剤の定期内服、動作中やリハビリテーション中とその後の表情や言動を観察し、疼痛の程度、不安など精神的側面との関係をアセスメントする。
・フェイススケールを用い、自ら疼痛を訴えることが少ないCさんの疼痛評価を、多職種で統一する。
○自らの持てる能力を発揮しながら必要な支援を受け、心身機能が低下しない。
・動く前にナースコールを押してほしいと繰り返し伝える。紙に書いて見えるところに掲示する。
・排泄への支援では羞恥心へ配慮し、1つひとつの動作毎に声をかけ、自分でできることを増やし、できたことを認め、共に喜ぶ。

> **［step5］評価** ▶本人の視点からの看護過程全体の評価

V （人々の価値を認める）高齢者の想い、"その人"の意思を引き出していたか？
　「家に帰れるよう、歩く練習をしましょう」など高齢者の想いに寄り添って説明したり、外転枕の使用目的をわかりやすい言葉で繰り返し説明することで、表情が和らぐ様子が見られた。
I （個々の独自性を尊重する）高齢者が自分の居場所があると感じられる環境があったか？
　高齢者と相談しながら家族が用意したなじみの物や家族写真の配置を決めた。1人で過ごす時間に家族との写真を眺めるなど、自分らしく過ごせる空間を整えたことで、「そろそろ帰なければ」などを訴えることが減った。
P （その人の視点に立つ）高齢者の視点を理解するために本人の想いを聞いたか？
　高齢者の話を聴く時間を設け、昔話や本人が輝いていた時代の話の中から会話の糸口を広げ、症状についてや今の想いを引き出す関わりをした。
S （相互に支え合う社会的環境の提供）心理的不安や自尊感情を回復する社会心理的ケアを行えたか？
　急に作動し、高齢者の不安の要素となっている離床センサーの使用について、本人に目的を説明して了承を得た。離床センサー作動時や訪室時は行動の理由やそのときの想いを確認した。

> ➡ **詳細な報告は 153 ページ**

5つのstepによるアセスメントフロー❹

⇨ [step1] 情報収集 ▶高齢者が置かれた状況と抱く想いに関する情報を集める

(1) 高齢者の身体面の情報を確認

　　脈拍（不整脈の有無）・酸素飽和度などのバイタルサイン、ドレナージの排液量、IN-OUT量、意識レベル、四肢の動き、採血データ、胸部レントゲンなど検査結果、疼痛の有無、訴え等を確認する。

(2) 高齢者の心理的ニーズの把握

　[くつろぎ] 創部痛、ドレナージ挿入部痛、点滴や酸素カヌラ、膀胱留置カテーテルの挿入による不快感、体動に伴う痛みの増強など、表情や動作、発言、痛みの部位をかばう姿勢等を確認する。

　[アイデンティティ] 術後、活動が制限され、自由に動くことができない状況を、本人がどのように捉え、理解しているのかを確認する。

　[愛着] 安心できる人や物、落ち着く場所、行動などを確認する。せん妄時は、安心できる場所を求めて帰宅願望が強くなったり、側に付き添っていてほしいなどの要望がみられることに注意する。

　[たずさわること] 術後の活動制限により、自分で行動をすることが制限されていないか確認する。治療やケア、リハビリを受けることに対してどのように感じているのか、本人の思いを確認する。

　[共にあること] 過度に他者に依存したり、関わりに対して拒否したりするなどの態度がみられるか、また寂しさや不安を表出することができているかを確認する。

⇨ [step2] アセスメント ▶パーソン・センタード・モデルに基づく心身のアセスメントの統合

① 疾患と治療および認知機能に関するアセスメント（身体疾患）

　　画像やさまざまな検査結果、本人の姿勢、態度などから痛みや倦怠感、せん妄状態などをアセスメントする。術後の症状や点滴、酸素投与、活動の制限が「くつろぎ」のニーズにどのように影響しているか、術後の身体状態や置かれている状況に対して本人はどのように理解しており、そのことが術後の処置や治癒過程にどのように影響するかもアセスメントする。

② 生活機能に関するアセスメント（生活歴）

　　入院前の生活の様子を確認し、手術により、どの程度生活が障害されているかアセスメントする。また、症状や術後の状態により自ら行えることが減少していないか、活用できる残存機能はどのようなことがあるのかも確認する。

③ 価値観、過去の体験に関するアセスメント（性格傾向）

　　痛みやつらさを我慢する傾向にあるのか、人に痛みやつらさを伝えることができるのか、家族や他人の世話になりたくないと考えているのか、現在の症状や入院生活、術後の状態などに対応できる力を備えているのかをアセスメントする。

④ 心理的ニーズに関するアセスメント（社会心理）

　　術後の処置やケアによるストレスや痛みが、無力感、孤独感などにどのように影響しているのかをアセスメントする。

→ **[step3] 看護問題** ▶ 本人の視点からの看護問題と看護目標

① 創部痛や複数のルート類の挿入で「くつろぎ」のニーズが満たされないことによる痛みや不快感
　→ **安全に治療を受けることができ、早期にルート類を抜去することができる**
② 自由に動くことができないことで「くつろぎ」「アイデンティティ」「愛着」のニーズ満たされないことによる苦痛や不安
　→ **痛みの管理ができ、早期からリハビリを行うことができる**
③ せん妄による見当識障害や意識の変動により「くつろぎ」「アイデンティティ」「愛着」のニーズが満たされないことによる不安
　→ **身体状態が改善し、せん妄や認知機能を改善することができる**
④ 口腔内の清潔が保てず、「くつろぎ」のニーズが満たされないことによる食事摂取量の低下
　→ **口腔内を清潔に保ち、食事摂取量が増加する**

→ **[step4] 看護計画** ▶ 本人の視点からの看護計画

○ルートの固定方法の工夫、テープの張り替えやチューブ類が気にならないように、衣服の中を通したり、点滴台が視界に入らない位置に設置する。また、24時間の持続点滴を本人の生活リズムに合わせた時間に変更可能かを検討する。
○ケアやリハビリ時に痛みが軽減した状態で行えるように鎮痛剤の使用時間を検討する
○せん妄による混乱を軽減するため、時計やカレンダー、家族の写真などをベッドサイドに置き、時間や日付、季節の変化などを盛り込んで積極的に声をかける
○本人の希望に合わせて絵を描く時間を確保し、完成した絵をベッドサイドに飾る
○口腔ケアをこまめに行い、自分で行える部分は行ってもらう
○本人の嗜好に合わせた食事の内容を検討する

→ **[step5] 評価** ▶ 本人の視点からの看護過程全体の評価

V （人々の価値を認める）高齢者の想い、"その人"の意思を引き出していたか？
　　術後、せん妄を発症している高齢者の不安やさみしさ、困りごとなどの想いを引き出せた。

I （個々の独自性を尊重する）高齢者が自分の居場所があると感じられる環境があったか？
本人の希望や趣味に合わせたケアの計画・実施を行うことができた。

P （その人の視点に立つ）高齢者の視点を理解するために本人の想いを聞いたか？
　　本人が治療、ケア、リハビリに対する思いを伝え、それらを苦痛なく受けることができた。

S （相互に支え合う社会的環境の提供）心理的不安や自尊感情を回復する社会心理的ケアを行えたか？
　　本人の希望する他者との関係性を築くことができた。

➡ 詳細な報告は **161**ページ

⟹ **[step1]情報収集** ▶ 高齢者が置かれた状況と抱く想いに関する情報を集める

（1）高齢者の身体面の情報を確認

　　血圧・酸素飽和度等のバイタルサイン、脳血管狭窄や閉塞部位に相応した症状、頭蓋内圧亢進症状の有無、視聴覚機能、痛み、検査結果、治療経過、睡眠状況、食欲、表情、訴えを確認する。

（2）高齢者の心理的ニーズの把握

　[くつろぎ] 脳梗塞の発症による身体的障害とそれに伴う苦痛、治療や治療上の安静、リハビリの実施により、心身共に緊張状態となっているか、表情、動作、発言を確認する。

　[アイデンティティ] 入院したことや、脳梗塞の発症による身体的障害や現在の状態をどのように捉えているか、他者の支援を受けることをどのように受け止めているか確認する。

　[愛着] 大切に思っている人や物、落ち着く行為などを確認する。

　[たずさわること] 入院生活の中で、自らの能力を使って何か進んで行っているか。入院治療やケアよってそれが制限されていないか、どのようにケアに協力しているかなどを確認する。

　[共にあること] 脳梗塞の発症による入院で塞ぎ込んでいないか、人に苦しさやつらさ、寂しさなどを伝えているか、他者から支援を受けることに遠慮や申し訳なさなどがないか確認する。

⟹ **[step2]アセスメント** ▶ パーソン・センタード・モデルに基づく心身のアセスメントの統合

①疾患と治療および認知機能に関するアセスメント（身体疾患）

　　バイタルサインやフィジカルアセスメント、検査結果、本人の訴え・表情等から脳の障害や身体の健康状態、心身の苦痛の程度を、また既往である認知症やせん妄の程度を評価する。さらに、身体的障害、治療やベッド上安静、リハビリの実施が「くつろぎ」のニーズにどのように影響しているか、本人が入院や治療内容などを、どのように理解しているかアセスメントする。

②生活機能に関するアセスメント（生活歴）

　　入院前の生活の様子を確認し、認知症と脳機能障害や身体的障害、治療によりどの程度生活に支障があるか確認する。さらに、今までできていたことがどの程度できなくなっているかも確認する。生活機能の変化が心理的な不安や恐怖などにどのように影響しているか、そのことが入院生活や治療継続にどのように影響するかも検討する。

③価値観、過去の体験に関するアセスメント（性格傾向）

　　人につらさや悩みを伝えられるか、我慢する傾向にあるのか、他人の世話になることをどう思っているのか、訴えや行動が性格によるものか、性格傾向が「たずさわること」「共にあること」のニーズにどのように影響し、そのことが入院生活や治療継続にどのように影響するか確認する。

④心理的ニーズに関するアセスメント（社会心理）

　　身体的障害や入院生活、治療・リハビリの実施、清潔ケアや排泄ケア・食事摂取介助を受けることによるストレスや無力感、孤独感等の状況を確認し、入院したことによる環境の変化が「愛着」の状態にどのように影響するか、それが入院生活や治療継続にどのように影響するか検討する。

➡ [step3]看護問題 ▶本人の視点からの看護問題と看護目標

①混乱やせん妄発症の因子があり、「くつろぎ」のニーズが満たされないことで、治療を安全に続けることが妨げられ、脳梗塞の悪化や再梗塞を起こす可能性がある
→**治療を安全に続けることができ、脳組織循環障害から順調に回復し、脳梗塞合併症も予防する**
②脳梗塞発症による身体的障害に対する不安と「アイデンティティ」のニーズが満たされないことで、治療・リハビリ・ケア拒否や意欲の低下を招く
→**治療・ケアへの不安が解消し、心理的ニーズが満たされ、入院治療やリハビリを続けられる**
③心身の虚弱からの回復が遅延すると、もとの生活の場に戻ることができない
→**心身の虚弱から回復し、元の生活の場に戻ることができる**

➡ [step4]看護計画 ▶本人の視点からの看護計画

○患者のサインを捉え、異常の早期発見に努める。
○現状の治療状況を理解できるように、短文でゆっくりと繰り返し説明する。
○血圧や体温測定時、その結果と良くなっていることを伝える。
○襟元から点滴ルートを出すなど、ラインが視界に入らないように工夫をする。
○訪室回数を増やし、名前と担当であること、いつでも来ることを伝え、馴染みの関係を築く。
○朝日が入るようにカーテンを開け、ベッド位置等の環境調整を行い、睡眠と覚醒リズムを整える。
○馴染みのものを傍に置く、家族との面会を調整する。
○入院前に受けていたサービスを確認、ケアマネジャーや訪問看護師等の多職種と情報交換する。
○退院後の療養場所について本人の意向を確認し、家族と在宅での療養において課題を共有する。

➡ [step5]評価 ▶本人の視点からの看護過程全体の評価

V （人々の価値を認める）高齢者の想い、"その人"の意思を引き出していたか？
「家に帰りたい」という想いや治療・リハビリ拒否などの背景にある、高齢者の不安等を引き出せた。

I （個々の独自性を尊重する）高齢者が自分の居場所があると感じられる環境があったか？
高齢者が自らの力を持って、治療やケアに望める方法などを計画・実施できた。

P （その人の視点に立つ）高齢者の視点を理解するために本人の想いを聞いたか？
入院したことや治療を受けること、脳梗塞発症により受けた身体的障害、他者の支援を受けることなど、過去の体験も含めて本人の想いを聞くことができた。

S （相互に支え合う社会的環境の提供）心理的不安や自尊感情を回復する社会心理的ケアを行えたか？
高齢者の不安や治療拒否を解消するためのコミュニケーション方法を工夫し、他者との関係を築いて生きる意欲を高めることができた。

➡ 詳細な報告は **170**ページ

第 4 章 アセスメントフローを活用した高齢者看護の実際

➡ ［step1］情報収集 ▶ 高齢者が置かれた状況と抱く想いに関する情報を集める

（1）高齢者の身体面の情報を確認

　　体温、血圧、呼吸数、酸素飽和度等のバイタルサインを確認するほか、呼吸音を聴取する。入院前の服薬の状況も確認する。

（2）高齢者の心理的ニーズの把握

　　［くつろぎ］ベッド上での寝返りなどの軽微な労作でも激しい呼吸困難が見られ、"死の恐怖"を感じているのではないかと推測し、それらの及ぼす「くつろぎ」のニーズへの影響を把握する。

　　［アイデンティティ］「食べることが楽しみ」だったという高齢者にとって、それが思うようにならない病院での生活が「アイデンティティ」のニーズにどう影響しているのかを把握する。

　　［愛着］入院前は大家族で過ごしており、一緒にいることで感じられていた「愛着」のニーズが、入院によって離ればなれになったことで、どの程度阻害されているかを確認する。

　　［たずさわること］自宅では身体が不自由な夫がおり、その世話をすること（たずさわること）がやりがいになっていたという状況が一変した中での入院生活で高齢者の思いを把握する。

　　［共にあること］安心できる家族と離れ離れになり、また妻として母親として祖母としての役割を果たせないことによる「共にあること」のニーズが脅かされている影響を確認する。

➡ ［step2］アセスメント ▶ パーソン・センタード・モデルに基づく心身のアセスメントの統合

①疾患と治療および認知機能に関するアセスメント（身体疾患）

　　突発性肺線維症の終末期で急性増悪での入院であり、平均生存期間が2カ月以内とされる状況で、緩和ケアも考慮しながら、高齢者の意思を尊重し、最善をめざす必要がある。また、自宅では多数の薬剤を服用していたことから、入院中にどのような影響が出るかを確かめる。

②生活機能に関するアセスメント（生活歴）

　　洋裁の仕事を長年行っており、手先が器用で家事全般も病気になるまでは一手に担っていた。また、「食べること」が大好きだったのに、思うように食事ができない入院が、高齢者の生活機能にどのような影響を与えているかを検討する。

③価値観、過去の体験に関するアセスメント（性格傾向）

　　自宅でのことを一手に担ってきたことにより、「他人の世話になるのは嫌だ」という意識を持っていることを把握し、呼吸困難により活動性が低下し、他者の援助を必要としていることが、高齢者にどのような影響を与えているかをアセスメントする。

④心理的ニーズに関するアセスメント（社会心理）

　　呼吸器疾患で混乱状態を起こしている高齢者に多い原因は、強烈な呼吸困難と窒息の恐怖だと思われる。看護師は「酸素を外してしまうと、本人が苦しくなるから」という表面的な行動にとらわれずに対処する必要がある。

[step3] 看護問題 ▶本人の視点からの看護問題と看護目標

①軽微な労作での呼吸困難や窒息感による死の恐怖の体験による混乱
→安楽な体位や安定した酸素療法が受けられることで呼吸困難が軽減できる
②食べることができず、「アイデンティティ」が脅かされて生まれるストレスやスタッフへの不信感
→経口摂取できることで満足感が得られ、ストレスや不信感が解消できる
③突発性肺線維症終末期による人生の最終段階における意思の尊重
→高齢者と家族の今後の生活に対する不安が解消し、意思が尊重できる

[step4] 看護計画 ▶本人の視点からの看護計画

○第 1 期：急性呼吸不全の治療とケアの時期
・安楽な体位や安定した酸素療法が受けられることで呼吸困難が軽減できる。
・酸素療法や点滴など入院治療を安全に続けられる。
○第 2 期：心理的ニーズを満たし、入院生活への安定をめざす時期
・経口摂取できることで満足感が得られ、ストレスや不信感が解消できる。
・家族との「愛着」「たずさわること」「共にあること」のニーズが脅かされずに、家族との絆を感じられ、安心した入院生活が送れる。
○第 3 期：アドバンス・ケア・プランニングの実現に向けた意思決定支援の時期
・高齢者の「家に帰りたい」という想いと、家族の今後の生活に対する不安が解消することで、高齢者の意思が尊重できる。

[step5] 評価 ▶本人の視点からの看護過程全体の評価

V （人々の価値を認める）高齢者の想い、“その人”の意思を引き出していたか？
看護師が可能な限りそばに付き添い、安心感を持ってもらうよう関わっていった。幻覚を起こしたり、酸素マスクや点滴を外してしまっても、否定せずにつらさを受け止め、手を握って不安の軽減に努めた。

I （個々の独自性を尊重する）高齢者が自分の居場所があると感じられる環境があったか？
高濃度酸素療法を行っている状況で不可能と思われていた経口摂取を、入院中の病室の中という環境で、酸素器具を工夫するなどして叶えることができた。

P （その人の視点に立つ）高齢者の視点を理解するために本人の想いを聞いたか？
「家で最期を迎えたい」という高齢者の意思を、何度も繰り返し話を聞くことで理解できた。

S （相互に支え合う社会的環境の提供）心理的不安や自尊感情を回復する社会心理的ケアを行えたか？
自宅から持参した馴染みの物や家族の写真を話題に会話を楽しんだ。呼吸困難を起こすことなく排便するなど、本人のできることを見いだし、できることを自分で行ってもらえた。

詳細な報告は 179 ページ

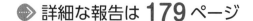

5つの step によるアセスメントフロー❼

> **[step1] 情報収集** ▶ 高齢者が置かれた状況と抱く想いに関する情報を集める

(1) 高齢者の身体面の情報を確認

　現病歴や治療経過を把握する。呼吸状態や覚醒度、食思、表情、訴え／前頭葉機能低下による常同行動・脱抑制・自発性の低下・注意障害／認知機能低下による食への影響（摂食・嚥下障害）などを確認する。

(2) 高齢者の心理的ニーズの把握

[くつろぎ] 表情や発言から高齢者の情緒的な安定が保たれているかを確認する。

[アイデンティティ] 今の自分の心身の状態を自分でどのように受け止めているかを確認する。

[愛着] これまでの生活史やパーソナリティに基づく、物や人の嗜好性（嗜好品やこだわりのある食べ物、馴染みの味）などを確認する。

[たずさわること] 食事に対する関わり方（ひとりで食べるのが好きか、自分で食事をつくるのを好むか）、食べ方の作法、自ら「できている食行動」を実際に行っているかを把握する。

[共にあること]「アイデンティティ」や「愛着」のニーズが、その場にいる人たちに許容され、高齢者の存在が認められているか、「食べたい」「食べたくない」といった意思表示や嗜好などの希望を伝えることができる関係であるかを確認する。

> **[step2] アセスメント** ▶ パーソン・センタード・モデルに基づく心身のアセスメントの統合

①疾患と治療および認知機能に関するアセスメント（身体疾患）

・認知症の原因疾患や加齢変化が摂食・嚥下過程への障害に影響しているかをアセスメントする。

・認知症の原因疾患の特徴を踏まえ、食への影響を評価し、入院による制限が「くつろぎ」や「共にあること」にどのように影響するかをアセスメントする。

②生活機能に関するアセスメント（生活歴）

・入院前の食生活を確認し、食習慣や環境、食形態が入院によってどの程度障害されているかをアセスメントする。さらに、禁食や治療食によって、高齢者が自ら行えていたことができなかったり、こだわりが減少していないか、「持てる力」が発揮されているかをアセスメントする。

・姿勢・睡眠・排泄などの食への影響についてアセスメントする。

③価値観、過去の体験に関するアセスメント（性格傾向）

・前頭葉機能低下による脱抑制的な性格変化だけでなく、以前の性格傾向や自立心・役割意識などから、現在の症状や入院生活への対応状況をアセスメントする。

④心理的ニーズに関するアセスメント（社会心理）

・空腹感や食欲が満たされない等の状況をアセスメントする。

・不安などの心理的要因が摂食嚥下障害に影響を及ぼしていないかをアセスメントする。

・注意が分散したり、興奮や易怒性があるときは、聞き慣れない音や匂い、人的環境などによる環境変化によって不安が強くなっていないかをアセスメントする。

⮕ [step3] 看護問題 ▶ 本人の視点からの看護問題と看護目標

① 早食い・詰め込み・丸飲みによる窒息・誤嚥性肺炎の再発のリスク

→ **食への安全な配慮が行われ、むせがあっても肺炎を起さず、美味しく食べられる**

② 不安や焦燥感によって「たずさわること」のニーズが満たされずに起こる栄養摂取量不足

→ **「持てる機能」を活かしながら自分で食事が摂取できる**

⮕ [step4] 看護計画 ▶ 本人の視点からの看護計画

○ 「窒息・誤嚥性肺炎の再発のリスク」への看護計画

・音・匂い・人など、本人が食事に集中しやすい環境、食事を楽しめる環境づくり

・食事の場所、座る位置、食事を共にする仲間を検討し、心地よい場所づくり

・食事への選択性注意や注意持続を高める環境を整える

・温度調整・姿勢・嚥下しやすい食物の選択（盛り付け・嗜好品）、食事を出すタイミング

・窒息しないような食形態（切り分ける、小分けにして提供する）、一口量を少なくする工夫

○ 「栄養摂取量不足」への看護計画

・前頭葉症状に合わせた食支援（先行期に対するアプローチ）を行う。食べ始めるのを見守る、非言語的・言語的に摂食を促す、食器や箸持てるように支援するなど

・食事中に立ち去る場合は、歩き回りのルートに食べ物を置く、手で持って食べられるもの（おにぎり・サンドイッチなど）の提供

・摂食開始が困難な場合、ジェスチャーや声かけで開始できる場合もある

・易怒性・興奮がある場合、その原因（例：配膳の順番、毎回同じ席に座る）を探る

⮕ [step5] 評価 ▶ 本人の視点からの看護過程全体の評価

V （人々の価値を認める）高齢者の想い、"その人"の意思を引き出していたか？

「好きなものを食べたい」という本人の思いを引き出せた。

I （個々の独自性を尊重する）高齢者が自分の居場所があると感じられる環境があったか？

本人が安心して食事が摂取できる環境を提供できた。

P （その人の視点に立つ）高齢者の視点を理解するために本人の想いを聞いたか？

本人の行動を通して、生活リズムやスケジュールを把握した。家族の話を通して、本人の想いをくみとることができた。

S （相互に支え合う社会的環境の提供）心理的不安や自尊感情を回復する社会心理的ケアを行えたか？

本人の不安を解消するために、食環境を整えながら、必要時に適切な声かけなどの工夫を行えた。食事に注意が集中できる環境を整え、本人にとって心地よいと感じられるように支援した。

⮕ 詳細な報告は **191** ページ

第4章 アセスメントフローを活用した高齢者看護の実際

➡ [step1] 情報収集 ▶ 高齢者が置かれた状況と抱く想いに関する情報を集める

(1) 高齢者の身体面の情報を確認

各種バイタルサイン、がんによる症状（痛みの部位と程度、鎮痛薬の効果、倦怠感、生活への影響）、検査結果、治療経過、身体機能、日常生活（睡眠、排便、食事）、表情や訴えを確認する。

(2) 高齢者の心理的ニーズの把握

［くつろぎ］痛みや倦怠感により全身の筋肉がこわばっていないかを観察する。疾患や治療について本人がわかっていること、わからないことは何か、知りたいことはあるか、そういった話をすることがストレスになっていないかなどを、表情や言動から確認する。

［アイデンティティ］現在の状況や治療についての捉え方、体の調子や自分の変化を感じているか、不安や気がかりなことを確認する。これからのことを話し合える心理的状況にあるか、「どうなってもいい」といったようなあきらめや絶望感を持っていないか、表情や言動から観察する。

［愛着］大切に思っている人、物、場所などを確認する。また、長年の生活習慣や好きな香り、思い出のある食べ物や音など、居心地のよさを感じられることは何か、どういったことを優先して生活したいと思っているか確認する。

［たずさわること］治療について考えたり、決めることができているか、医療者や家族のコミュニケーション力や価値観によって本人が発言できないような状況をつくっていないか確認する。

［共にあること］一緒にいたい人は誰か、その人とつながっていると感じているか、家族等への遠慮や気がねはあるか、自分の気持ちを伝えたり、これからのことを話し合う時間を持てているか確認する。

➡ [step2] アセスメント ▶ パーソン・センタード・モデルに基づく心身のアセスメントの統合

① 疾患と治療および認知機能に関するアセスメント（身体疾患）

バイタルサインや本人の訴えや言動、表情から、体のつらさを確認する。認知症やせん妄の程度、生活への影響をアセスメントする。

② 生活機能に関するアセスメント（生活歴）

入院前の生活の様子を確認し、症状や治療によってどの程度生活に支障があるか確認する。さらに、症状や治療によって自分でできることが減っていないか、そのことで本人の生活の豊かさが低下していないかをアセスメントする。

③ 価値観、過去の体験に関するアセスメント（性格傾向）

嫌なことやしてほしいことの意思表示はあるか、痛みを我慢したりするか、世話になりたくない、弱みをみせたくないといった価値観が影響しているかをアセスメントする。

④ 心理的ニーズに関するアセスメント（社会心理）

治療や痛みによって、思うように動けないことによるストレスや無力感をアセスメントする。

➡ [step3] 看護問題 ▶ 本人の視点からの看護問題と看護目標

①痛みやだるさで体がしんどい（「くつろぎ」「愛着」のニーズが満たされない）
　→体のしんどさがとれて、活動する気持ちになる
②自分を思ってくれる人とのつながりがなく孤独（「共にあること」のニーズが満たされない）
　→心が元気になって、自分らしく過ごすことができる
③言いたいことを言えない、聞いてもらえないことに耐えている（「アイデンティティ」「たずさわること」のニーズが満たされない）
　→自分の気持ちを言えて、意思決定ができる

➡ [step4] 看護計画 ▶ 本人の視点からの看護計画

○しんどさがとれて、活動する気持ちになる
　・混乱や興奮、大声は、体の変調のサインとして捉える。
　・心地いい姿勢や寝具を使い、光や音、におい、医療者の声に配慮する。
　・危険なものやケア物品は片づけて、使いたいものがすぐにとれるように整理する。
　・看護ケアで苦痛を与えないようにする。
○心が元気になって、自分らしく過ごすことができる
　・どのような人なのか、どういったことを大切にしているのか、どのような気持ちかを知る。
　・家族等、好きな人との交流が保てるように工夫する。
　・用事がなくても顔を見に行く、声をかけるなど、人とのつながりを感じられるようにする。
○自分の気持ちを言えて、意思が尊重される
　・認知機能の検査だけで能力を判断せずに、本人の想いを聴く。
　・わかりやすい言葉を使って説明する。イラストや文字など目で見て確認できるものも使う。
　・説明したことを本人に自分の言葉で話してもらい、理解できているか確認する。

➡ [step5] 評価 ▶ 本人の視点からの看護過程全体の評価

V　（人々の価値を認める）高齢者の想い、"その人"の意思を引き出していたか？
　　"その人"の言葉や行動の裏にある想いを想像し、どういった希望や願いがあるのかを考えた。
I　（個々の独自性を尊重する）高齢者が自分の居場所があると感じられる環境があったか？
　　意思決定に参加できるような方法を考えた。
P　（その人の視点に立つ）高齢者の視点を理解するために本人の想いを聞いたか？
　　"その人"のありのままの気持ちを受け止め、安心して話ができるような関わりができた。
S　（相互に支え合う社会的環境の提供）心理的不安や自尊感情を回復する社会心理的ケアを行えたか？
　　知恵や強さを活かし、"その人"らしく生きることができるように、寄り添うことができた。

➡ **詳細な報告は 201ページ**

誤嚥性肺炎で酸素治療を拒否する
アルツハイマー型認知症の高齢者

聖隷三方原病院 専門・認定看護室 老人看護専門看護師　**佐藤 晶子** Masako Sato
同　看護師　**竹内 伸** Shin Takeuchi

本事例のポイント

① 呼吸困難感や痛みなどの苦痛・不快症状に加え、入院環境や治療に伴う人的・物理的環境が認知症高齢者に混乱をもたらし、せん妄の誘発因子となる
② 身体拘束はせん妄の誘発因子である
③ 抗生剤点滴や酸素投与など治療を円滑に受けてもらうための支援が、疾患からの回復、症状緩和につながる
④ 高齢者の生活歴を踏まえ、残存能力を生かした入院生活を支援する
⑤ 廃用症候群の予防にも取り組み、住み慣れた生活の場への退院を支援する

事例：Aさん／80歳代女性／要介護度3／アルツハイマー型認知症

　Aさんは夫、長女と3人暮らしである。数年前にアルツハイマー型認知症と診断された。難聴があり、補聴器を使用している。約1年前に自宅で転倒して大腿骨頸部骨折となり、入院・手術を受け、リハビリテーション病院に転院後、自宅に退院した。

　杖歩行となり、要介護3の認定を受け、デイサービスを利用していたが、約2カ月前に肺炎で10日間入院した。自宅に戻ってもAさんはデイサービスに行きたがらなくなったため、訪問看護を週1回、訪問介護（入浴サービス）を週3回を利用するようになった。

　Aさんは失禁が増え、リハビリパンツを使用するようになった。時々腰や膝の痛みを訴える。2週間前より、夜間になると体の痛みやかゆみを訴え、眠れないことがあり、かかりつけ医より睡眠薬が処方された。日中も傾眠となって食事が摂取できなくなったため、睡眠薬は中止となったが、その後もほとんど寝た状態で1日を過ごすようになった。

【Aさんへの"看護"の場面】

　数日前より咳嗽があり、訪問看護師が定期訪問して酸素飽和度（SpO$_2$）を測定したところ80％台で、頻呼吸がみられたため救急車を要請した。急性肺炎の診断でB病院C病棟のリカバリー室に入院となり、酸素投与（マスク3L）、持続点滴と抗生剤投与が開始された。心電図モニターとSpO$_2$モニターが装着され、床上安静、絶食となった。

　Aさんは入院後、「胸が苦しい、腰が痛い」「誰かいる？　家に帰りたい」と繰り返し訴え、ベッド上で起き上がる、酸素マスクを外すなどの行為と点滴ルートの自己抜去が続いた。38度台の発熱があったため、解熱鎮痛目的でアセトアミノフェン坐薬を使用し、看護師は「起き上がらないで欲しい」ことや「酸素マスクを外さないでほしい」ことを繰り返し説明したが、落ち着かない様子が続いた。

　酸素マスクを外すとSpO$_2$の値が70％台になるため、リーダー看護師と相談し、ミトン型手袋を両手に装着した。Aさんは「助けて！　殺される！」と訴え、さらに興奮状態となった。

⦿ [step1] 情報収集

(1)　Aさんが置かれた状況「身体面の把握」

　バイタルサインは体温38.3度、血圧103／66mmhg、脈拍103回／分、呼吸25回／分、酸素飽和度80％台。採血データは、CRP11.9、WBC22500、BUN35、Na130である。治療として、酸素投与、抗生剤点滴、持続点滴が始まり、心電図モニター、SpO$_2$モニターが装着されている。床上安静、絶食となり、尿量の確認のため膀胱留置カテーテルが挿入された。

　Aさんは、ベッドに横になり、目を閉じていることが多いが、時々起き上がって険しい表情で「誰かいる？　胸が苦しい。家に帰りたい」と訴え、ベッド柵をガタガタ揺らす。また、酸素マスクを外したり、点滴ルートや膀胱留置カテーテル、モニターのコード類を触ったり引っぱる行動が繰り返しみられた。

(2)　Aさんの「心理的ニーズの把握」

[くつろぎ]

　「胸が苦しい、腰が痛い」など身体的な苦痛を訴え、険しい表情がみられる。寝たり起きたりを繰り返し、酸素マスクや膀胱留置カテー

テル、持続点滴やモニターなどのルート・コード類を触る、外す行為もみられる。「起こして！　帰りたい」と言って起き上がろうとするため「肺炎で入院しています。治療が必要なので、まだ家には帰れません」「寝ていてください」と看護師が説明するが、普段使用している補聴器がなく、「私を殺すつもり？」と困惑した表情がみられる。

そのような中、看護師がAさんの手を握って優しい表情で背中をさすると少し安心した表情になり、落ち着いて横になる様子が見られた。また、「Aさん、痛みはどうですか？」と聞くと「腰が痛くて」と答えたため、腰をさすり、湿布を貼ると険しい表情が穏やかになり、その後、数時間まとまった睡眠がとれた。

［アイデンティティ］

Aさんは酸素マスクが気になって何度も外すため、看護師が「触らないで！」と言うと、一瞬つらそうな表情をした後に「なんで！」と怒り始めた。ナースコールの使い方についても何度も説明したが、排泄の際には「すみませ〜ん」と看護師を声で呼ぶので、排泄スケジュールを含めた生活行動の把握のために、一時的に離床センサーを使用することにした。

［愛着］

「家に帰りたい」と何度も繰り返して言うため、「どなたに会いたいのですか？」「何か心配ですか？」と声をかけ、しばらく話を聴くと落ち着く様子がみられた。「ほら、そこにお父さんがいる」と幻視を訴えた際には「お父さんはいません」と否定せず、「お父さんが会いに来たのですね」と受け止めて対応した。その後、家族の写真を持参してもらうと、Aさんはその写真を見ながら家族を大切に思っていることを話し、穏やかな表情で写真を眺める様子があった。

［たずさわること］

検温の際「熱を測らしてくださいね」と声をかけ、体温計を脇に挟もうとすると、Aさんは「何するの！」と驚いた様子で看護師の手を払った。「びっくりさせてごめんなさい」と謝り、一旦退室し、時間をおいてから再度訪問した。今度は体温計を見せて、脇に挟むジェスチャーを交えて「これからお熱を測らせてください」と説明するとAさんはうなずき、自ら体温計を手に取った。「お手伝いしてもよいですか？」と声をかけ、手を添えると笑顔がみられた。別の場面では、Aさんが起き上がると離床センサーが作動したため看護師が駆けつけ、「どうされましたか？」と聞くと、「あれ（家族の写真）を取ろうと思って」と指さした。写真を看護師が取って渡すと、うつむいて黙ってしまった。看護師は「これでいいですか？」というと小さくうなずいた。

[共にあること]

　医師が診察に来て「苦しくないですか？」と症状の有無を聞き、検査結果を伝えたが反応がないため、看護師が聞こえの良い耳のほうからわかりやすい言葉で大きな声でゆっくり伝えた。するとうなずきながら「苦しくない」と返事をした。「もう少し入院して治療やリハビリをします」と状況を説明すると「わかった」「家に帰りたい」と返事をしたため、「Aさんの希望を医師と家族に伝えていいですか」と確認するとうなずいた。

【情報から考えられる課題】

1．緊急入院と急性肺炎による発熱や呼吸困難、ミトン装着により、せん妄を発症。混乱をきたし、「くつろぎ（やすらぎ）」のニーズが激しく脅かされている

　Aさんは急性肺炎による呼吸不全と脱水のため、発熱・頻脈・頻呼吸・低酸素があり、緊急入院となった。発熱や呼吸困難による身体的な苦痛症状、入院による環境の変化、治療のための酸素マスク・モニターの装着や点滴・膀胱留置カテーテルの挿入により、強い不安とストレスを感じている。さらに見慣れぬ人、初めて見る機械の音や光などの人的・物理的な環境要因から、「私を殺すつもり？」と混乱をきたし、「くつろぎ（やすらぎ）」のニーズが激しく脅かされている。

2．著しい環境変化により、入院前の生活で本来満たされていた家族や友人との「愛着」のニーズが脅かされる

　Aさんは家族思いの優しい性格で、近所の人との付き合いを大切にしていた。アルツハイマー型認知症と診断されてからも、近所の集まりには参加し、長年の親しい人たちとの交流を続けていた。大腿骨頸部骨折の入院・手術後に、デイサービスに通い始めると親しい仲間ができ、デイサービスに行くのを楽しみにしていた。入院により、これらの家族や友人との交流が絶たれ、「起こして！ 帰りたい」「お父さんに会いたい」と「愛着」のニーズが脅かされている。

● [step2] アセスメント

（1）疾患と治療および認知機能に関するアセスメント（身体疾患）

　入院の約2週間前から腰痛やかゆみにより不眠があり、睡眠薬の影響で過鎮静となり、食事摂取量・飲水量が減少した経緯から、脱水

と電解質異常がみられる。肺炎による炎症反応高値と低酸素状態にあり、これらが"直接因子"、ミトン型手袋装着が"誘発因子"となって、意識レベルの変動（例：起きたり寝たりを繰り返す）と注意障害（例：酸素マスク、モニター類を外す、ベッド柵をガタガタ揺らす）が認められ、せん妄が生じている[*1]。

Aさんはこれまでにも術後や入院直後にせん妄症状がみられたことがあり、家族の協力を得て数日で改善した経緯がある。

Aさんはアルツハイマー型認知症と診断され、短期記憶障害、見当識障害があるが、実行機能は比較的保たれ、身のまわりのことは自立して生活していた。FAST（Functional Assessment Staging Test）では「4」（軽度のアルツハイマー型認知症）である。

これまで認知症の行動・心理症状（BPSD）はなかった。難聴があるが補聴器を用いれば会話ができ、二語文の発語が可能である。

酸素マスクを自分で外さないようミトン型手袋を装着したが、恐怖や不安から興奮や混乱、大声や激しい体動が生じ、酸素需要の増加や体力の消耗、せん妄の悪化をもたらしている。せん妄の悪化・遷延化は認知機能低下や認知症の進行につながる可能性がある。

（2）生活機能に関するアセスメント（生活歴）

大腿骨頸部骨折の手術後、「家族と一緒に自宅で暮らしたい」とリハビリテーションに積極的に取り組み、2カ月のリハビリ期間を経て自宅退院した経緯がある。約2カ月前に肺炎で入院した後、デイサービスに行きたがらなくなって活動性が低下し、時に失禁がみられるなどADLの低下があった。入院により床上安静や絶食が長期になると、さらに心身機能の低下が生じる。

（3）価値観、過去の体験に関するアセスメント（性格傾向）

優しい、家族思いの性格で、主婦をしながら時々洋裁の仕事をしていた。相手を気遣い、自分のことはなるべく自分でやりたいと思っている。大腿骨頸部骨折術後、痛みがあっても自宅に帰ることを目標にリハビリテーションに毎日取り組むなど、辛抱強く、努力家の一面もある。

（4）心理的ニーズに関するアセスメント（社会心理）

入院により家族や友人との交流が絶たれ、孤独を感じて「愛着・結びつきのニーズ」が満たされない状態にある。肺炎による発熱や呼吸困難感で思うように体が動かない上に、両手にミトンを装着されて手

*1 せん妄の要因

以下の3つの因子がある。
[準備因子] 高齢／アルツハイマー型認知症／せん妄の既往
[直接因子] 急性肺炎／低酸素／脱水／電解質異常
[誘発因子] 入院による環境変化／呼吸困難感／腰痛／ルート・カテーテル類による拘束感・不快／身体拘束（ミトン装着）／感覚障害（難聴）／不動／絶食

の動きが制限され、怒りや興奮、混乱がみられる。この状態が長引くと、気力や生きる力が失われ、心身機能の低下が生じ、自宅退院が困難になる。

➡ [step3] 看護問題「本人の視点からの看護問題と看護目標」

看護問題	看護目標
①せん妄、ミトン装着による興奮があり、肺炎の治療が受けられないため、呼吸困難感が改善せず、「くつろぎ」のニーズが満たされない	抗生剤の点滴治療や酸素療法を受けられ、肺炎が治癒し、呼吸困難感が改善する
②入院により家族や友人との交流が絶たれ、孤独を感じて「愛着」のニーズが満たされない	家族との結びつきを保ちながら、安心して入院生活を過ごす
③「アイデンティティ」のニーズや「たずさわること」のニーズが満たされないことにより、心身機能が低下する	心身機能が維持され、入院前の生活の場（自宅）に退院する

➡ [step4] 看護計画「本人の視点からの看護計画」

【酸素療法や抗生剤の点滴治療を受けられ、肺炎が治癒し、
　呼吸困難感が改善する】

・本人の訴えをできるだけ聞き、本人の痛みや苦痛を受け止めて、本人と共に解決していく姿勢を示し、コミュニケーションをとる。

・難聴があり、医療スタッフの説明が伝わっていないため、補聴器を持ってきてもらう。

・酸素マスクが気になる場合は、「何が気になるのか」をＡさんに確認しながら装着方法を工夫する。例えば、紐が耳にかかっているのが気になるのであれば耳にかけず、頬にテープで止める。

・入院の経緯や肺炎の治療のために酸素投与や点滴治療が必要であることを、簡単な言葉に加え、「実物を見せる」「ジェスチャーを交える」など非言語的コミュニケーションを用いて繰り返し説明する。

・大きな文字やイラストを用いて酸素投与が必要なこと、抗生剤で点滴治療をしていることを書いた紙を目につきやすいところに貼り、訪室したときに繰り返し一緒に確認する。

・不快の原因となる膀胱留置カテーテルが抜去可能かどうかを主治医

に確認する。

・SpO$_2$モニターを手指に装着することが気になるようであれば、足
趾や耳朶に変更する。

・点滴ルートは袖から肌着と寝衣の間を通すことで、ルートによる不
快感を軽減する。刺入部は包帯で巻いて見えないようにする。

【家族との結びつきを維持しながら、安心して入院生活を過ごす】

・家族に協力を仰ぎ、家族の写真やなじみの品を持ってきてもらい、
そのとき、Aさんへのメッセージを書いてもらって掲示する。カレ
ンダーに家族の面会日や、次回の面会予定日を記載する。

・病棟内デイケアへの参加を促し、同世代の他患者との関わりの場を
提供する。

・スタッフとなじみの関係を築けるよう、コミュニケーションや態度
を工夫して、Aさんの思いをゆっくり聴く時間をとる。

・Aさんが安心できるよう、タッチングや笑顔など非言語的なコミュ
ニケーションを活用する。

【心身機能が維持され、入院前の生活の場（自宅）に退院する】

・主治医に安静度の拡大、膀胱留置カテーテルの抜去が可能かどうか
を確認する。

・離床センサーの作動により看護師が訪室してAさんの行動を制止し
てしまうことがあるため、Aさんに行動の理由を聞き、できること
は可能な限り自分で行うことができるよう支援する。困っているよ
うなら声をかけ、できる力を損なわないようにする。

・心身機能が維持できるよう、理学療法に加え、作業療法を提供する。

・病棟内デイケアへの参加を促す。

・膀胱留置カテーテル抜去後、安心して排泄できるようにする。

➡ [step5] 評価 「本人の視点からの看護過程の全体の評価」

Ⅴ （人々の価値を認める）高齢者の想い、"その人"の意思を 引き出していたか？

補聴器の使用により、医療者とのコミュニケーションがとれるよう
になり、呼吸困難感や疼痛を訴えた場合、「さする」「手を握る」など
タッチングを心がけるよう計画に取り入れた。

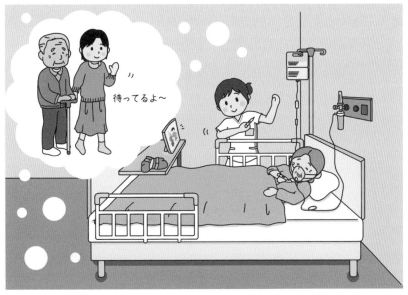

待ってるよ〜

「家に帰りたいね〜」「お2人も楽しみにされてますよ！」

　「帰りたい」「お父さんに会いたい」というAさんの想いに寄り添いながら、家族の写真や自宅で使用していた時計やカレンダーを病室に飾り、一緒に写真を眺める、家族の話をすることで「愛着」のニーズを満たすよう関わった。

I （個々の独自性を尊重する）高齢者が自分の居場所があると感じられる環境があったか？

　病棟内デイケアへの参加を促すことにより、同年代の他患者との交流ができる場を提供し、季節のイベントに参加した際は笑顔がみられた。毎日の日課として楽しみながら離床することができ、心身機能が低下することなく、Aさんと家族の希望であった自宅への退院が可能となった。

P （その人の視点に立つ）高齢者の視点を理解するために本人の想いを聞いたか？

　肺炎やそれに伴う治療、身体的苦痛に加え、著しい環境の変化など多様な要因から、Aさんは混乱し、せん妄が生じた。せん妄の要因をアセスメントし、誘発因子であるミトン（身体拘束）を使用しなくても、Aさんが治療を受けられるよう、コミュニケーションの工夫やAさんにとっての苦痛・不快の軽減に努め、せん妄の悪化・遷延化を予防した。

S （相互に支え合う社会的環境の提供）心理的不安や自尊感
　情を回復する社会心理的ケアを行えたか？

　Aさんは短期記憶障害により、家族が面会に来ていても忘れてしまい、寂しさを感じている場面があった。Aさんと家族がお互いを大切に想う気持ちに寄り添い、家族の写真やなじみのものを持ってきてもらい、メッセージや面会日をカレンダーに記載し、Aさんからさみしさの訴えがあった際には看護師が一緒に確認するようにした。そうすることで、Aさんから「次は○日後だね」と家族の面会を楽しみに待つ発言が聞かれるようになった。

➡ 本事例から引き出されるパーソン・センタード・ケアの視点

　病院では治療の遂行が優先され、身体拘束が実施されることがある。すると、高齢者の「くつろぎ」や「アイデンティティ」のニーズなどが脅かされ、それがせん妄やBPSDの悪化をもたらすだけでなく、生きる力やADLなど心身機能の低下につながり、ひいては住み慣れた生活の場に戻ることを困難にする。
　本事例においては、治療の遂行と認知症高齢者のニーズの充足の双方を両立するため、パーソン・センタード・ケアの視点を用いて、身体拘束解除、せん妄の悪化・遷延化予防、心身機能の低下予防を実践した。日々の看護実践の参考にしてほしい。

意識消失で救急搬送後、せん妄状態になった高齢者

キッコーマン株式会社 キッコーマン総合病院 看護部長／老人看護専門看護師　**長坂 奎英** Takae Nagasaka

本事例のポイント

① 突然の緊急入院等の環境変化により、高齢者の「くつろぎ」「愛着」のニーズが満たされないと不安が増強し、それがせん妄を発症するきっかけになりやすい

② 「愛着」「たずさわること」「共にあること」が阻害されることの苦痛がせん妄やBPSD を誘発し、回復力の低下につながる

③ 患者に関心を注ぎ続ける努力をして、その人の価値観と日々の習慣を知り、ケアに取り入れる

④ 患者の言うことを"否定"せず、根気良く受け入れ、患者の生命を愛おしく思いながら関わり続ける

事例：Bさん／ 60 歳代女性／アルツハイマー型認知症

　Bさんは夫・長男・義母との4人暮らし。20XX 年 10 月上旬、起床後、階段を下りたところで眩暈を伴い、冷蔵庫に左前額部をぶつけて吐血した場面を夫が発見。救急車にて来院した。来院時は、血圧 121／75mmhg、体温 36.7 度、脈拍 83 回／分、酸素飽和度 99％だった。

　上部消化管内視鏡検査の結果、胃がん潰瘍底の露出血管から動脈性の出血が認められ、クリップ結紮を試みたが止血困難で緊急手術となった。Bさんは「大丈夫か」「死んでしまうの」と不安を吐露していたが、医師による説明を受け、「この病院と先生に生命を託す」と述べた。手術待機中、収縮期血圧が 50-60 台に低下したが、医師や看護師からの声掛けに「大丈夫」と応じながら手術室に入室。開腹し、転移の有無を確認後、胃全摘・脾摘・胆摘を施行し、左横隔膜下とウインスロー孔にドレーンが留置された。手術時間は約3時間。帰室後

2時間で収縮期血圧130台を維持、昇圧剤が中止となった。

　術後1日目、10メートルほど歩行したが息苦しさや疼痛はなく、バイタルサインは安定していた。しかし術後3日目の夜間に看護師を他の職種と認識し、昼頃に「その煙はいつ消えるの」と天井に煙が見えた旨を不思議そうに看護師に尋ねる等、せん妄症状が始まった。

　夕方に看護師の付き添いでトイレ歩行をしたことを契機に1人でトイレ歩行するようになり、他チームの看護師がドレーン等のチューブ類がBさんの身体に絡まっている様子を確認した。夜勤看護師は、Bさんが自宅で転倒したエピソードを想起してクリップセンサーを装着し、動くときにはナースコールで教えるようBさんに説明したが、その後、Bさんがクリップセンサーを外してトイレに行ったことを翌朝に知ることとなった。

【Bさんへの "看護" の場面】

　術後3日目の0時頃、「みんな揃ってどうしたの？　カラオケでもするの？」とのBさんの発言があり、夜勤看護師から日勤看護師への引き継ぎの際に「せん妄に注意」と申し送りが行われた。回診後、尿管抜去・飲水開始の指示があり、個室から大部屋に移動となった。

　10時頃のBさんの認識は「創は痛いっちゃ痛いけど大丈夫。おしっこの管抜いてもよいって（医師が）言ってたよ」で、部屋移動に関しては「部屋変わるの？　おしっこはカップに入れればいいんだよね」であり、トイレ歩行後は「歩いてきたよ。おしっこも出た。これで明日帰れるかな」であった。

　夕方、看護師が巡視した際にBさんが端坐位になっているところを見かけたため確認すると「トイレ行こうと思って」と返事があり、トイレ歩行時には看護師を呼ぶよう伝えた。直後に看護師と一緒に歩行し、軽度のふらつきが認められた。

　消灯時間になり、他チーム看護師から「Bさんの身体にチューブ類が絡まっている」と報告を受け、Bさんに確認したところ、「さっきトイレに行ったのよ」と返答があった。夜勤看護師は再度Bさんに「トイレ歩行時は看護師を呼んでください」と伝えたが、呼ぶかどうか確証がなかったため、一時的にクリップセンサー（行動キャッチするセンサー）を装着した。

　術後4日目の起床時、夜間ナースコールが鳴らなかったことに疑問を感じた夜勤看護師がBさんに確認すると「トイレに1回行ったな。ささっと行っちゃったの」と返答があった。その日の午前中、日勤看護師が「お体を拭かせていただきます」と声をかけたら「今日はいい

でしょ。トイレも行っちゃったよ」と返答があり、昼過ぎには自分で
クリップセンサーを外して歩いている姿を発見した。そのときのBさ
んの認識は「大丈夫でしょ？　クリップ取って行っちゃうよ。後でま
たつければいいんだろ？」であった。日勤看護師は、クリップセンサー
を認識しているBさんの理解度に合わせ、行動後にBさんの認識を確
認し、対応方法を合わせるよう関わった。

→ [step1] 情報収集

(1)　Bさんが置かれた状況「身体面の把握」

　術後3日目夜〜術後4日目。回診時に離床を促され、自身なりに
理解してトイレ歩行をしている。医師からの話だと「10日には退院
できる」とのことだったが何日経っても退院許可が出ない。頑張らな
いと退院できないので「歩いてください」という看護師の言葉を守り、
Bさんはトイレまで歩いている。他人に世話をかけず自分でトイレに
行きたいので、チューブに注意しながら点滴スタンドを頼りに歩いて
いるが、看護師からは「ナースコールを押してください」と言われた
り、クリップセンサーをつけられたりしている。

(2)　Bさんの「心理的ニーズの把握」

　「トイレに行こうと思っている」「トイレに行った」「ササッと行っ
ちゃった」等、自分のことは自分でしたいという気持ちが強い。看護
師から「声をかけて」と言われるが、自力で歩いてトイレに行きたい
と思っている。時々状況がわからなくなるが、回診時の医師からの説
明は覚えており、それを頼りにして自身によい行動を選択して実施し
たい思いがある。

　5つの心理的ニーズは次のように把握できる。

［くつろぎ］

　自分のペースに合わせて部屋で過ごし、行動したい。

［アイデンティティ］

　早く回復して家に帰りたい。家に帰って夫と過ごし、義母の介護、
長男の世話などして自分らしく生きたい。

［愛着］

　心身の状況がよくないが、自分を支えてくれる専門職がいる。

［たずさわること］

　自分の持つ能力をうまく発揮したい。

［共にあること］

　大丈夫な自分を知ってほしい、認めてほしい。

【情報から考えられる課題】

1．「くつろぎ」「愛着」のニーズが満たされないことの不安により、せん妄発症のリスクが高い

　Bさんは救急車で搬送され、受診後、緊急胃カメラ検査、緊急手術となり、手術後に入院と環境が激変したためにくつろぎのニーズが脅かされ続けている。

　進行性胃がんに伴う胃がん潰瘍底からの動脈性出血により出血性ショック状態となり、血圧低下や意識低下を発症した。外来から手術室入室になるまでの間、多くのスタッフから声をかけ続けられ、「大丈夫」と返答しながら手術室に入室した。

　予定されていた受診・手術・入院ではないため、環境変化への適応に時間がかかることが予測される。また、身体状況の急激な悪化、急激な回復により循環動態が大きく変化するため、せん妄発症リスクが高まる。せん妄発症の促進要因として、「くつろぎ」「愛着」のニーズが満たされないことの不安があり、それはまた回復に影響を及ぼす可能性が高い。

2．「愛着」「たずさわること」「共にあること」が阻害されることによる苦痛

　慣れ親しんだ自宅での環境から一転して入院（居室）したことにより、自分に関わる人は夫や息子以外となってしまった。2020年からはCOVID-19による面会制限があり、心の拠り所である夫に会えない。満たされていた夫や息子との関係性が絶たれたことにより、「愛着」「たずさわること」「共にあること」が阻害されている。

　Bさんは主婦として家族の世話をする生活を送っていた。救急車で搬送され、緊急手術・入院した当日は生命危機を感じ、「この病院がいい。友人や親戚が亡くなっているので、ここがいいです」と強い意思を持ち、医師からの説明は夫が聞いた。手術後は疼痛管理を行っていたので穏やかに過ごしていたが、術後2日目からBさんの判断でトイレ歩行などを行うようになった。貧血や血圧低下のエピソードがあるため、看護師としてはナースコールを押すなどの合図に基づいて安全確保しながらの離床を進めたかったが、事後確認が多かった。転倒の危険性を考えると観察不足が生じていたといえる。

　Bさんは、医師・看護師との関わりから「言われたとおりに信

じて行動することで回復する」と思いつつも、「入院による夫との愛着の欠如」「（家族に）たずさわることが果たせない」などにより、不安・空虚感・役割発揮不足（自尊心喪失）等の苦痛につながっていた。

⇒ [step2] アセスメント

(1) 疾患と治療および認知機能に関するアセスメント（身体疾患）

　術後の早期離床の際、肺梗塞を発症する可能性があり、看護師と共に歩行して酸素飽和度と本人の自覚症状を確認した。喫煙歴が長く、疼痛増強により換気不全となることも予測され、歩行時の創痛を確認したが、「我慢できるよ」と返答があった。創痛増強により歩行が妨げられないよう、歩行前にIV-PCA（フェンタニル0.1mL3A＋生食24mL）をフラッシュして歩行を開始したので、疼痛緩和効果が歩行促進につながった。

　Intake Overであり、術後2日目に一過性のaf（心房細動）が出現したが、その後、トイレ歩行回数が増えて排泄が進んだため、バランスが整い、脈拍数も安定した。電解質の数値も崩れておらず、炎症も増強していない。ドレーンからの排液性状は色が徐々に薄まっており、創部からのリークもなく、順調に経過しているといえる。

(2) 生活機能に関するアセスメント（生活歴）

　入院前は屋内中心の生活で夫との会話時間を多く持ち、デイサービスに通う義母の世話をするなど、家族との生活の中で役割を果たしていた。手術後は点滴・ドレーン留置など、不慣れな環境の中での生活であり、他者の力を借りながらの生活を継続せねばならない。鈴木ら[1]は入院によって生活機能を低下させないように、積極的に生活機能障害への援助（食事・排泄・移動など）を展開する必要性を述べている。「人様の世話になりたくない」という気持ちを伴いやすいBさんに対し、トイレ歩行を妨げずに転倒しないような環境調整を工夫することや更衣や口腔ケア、清拭など自身で行える部分はBさんに行ってもらうようにし、生活機能低下が進行しないよう努めた。

(3) 価値観、過去の体験に関するアセスメント（性格傾向）

　Bさんは、自分のことは自分でやりたいが、倦怠感が強いときは活動制限し休息をとっている。疼痛に関しては「これくらいなら我慢で

きる」という範囲内で行動することを心がけており、日々の回診で医師からの指示を確認し、言われたとおりに行動することが回復の近道と考えている。入院時が大変な状況であったため、「病院・医師を信じて託した命だから、言われたとおりに入院生活を過ごすことが体にとってよいことであり、退院に近づく」と信じて生活している。

(4) 心理的ニーズに関するアセスメント（社会心理）

　長年共に過ごしてきた夫としばらく離れる生活を強いられている。義母・長男・夫の世話をする自分が家に不在となることで家族のことが心配になっている。「みんなが困っているだろうから、早くよくなって帰らなければ」という思いで入院生活を過ごしている。夫や家族のことを思いながら「早く家に帰りたい」という気持ちを持ち続けることは、身体回復の後押しをする。

⇒ [step3] 看護問題
「本人の視点からの看護問題と看護目標」

看護問題	看護目標
①早期離床を進めるための1人でのトイレ歩行の際に、注意力が低下して、「ドレーンが抜ける」「転倒する」などの危険が伴い、治癒に時間がかかる可能性がある	1人で安全に歩行できるよう環境を整えることで安全かつ順調な回復をめざす。本人の理解内容を確認し、行動を見ながら修正できるよう関わる
②「アイデンティティ」「愛着」「共にあること」という心理的ニーズが満たされず、せん妄が増強する可能性がある	面会制限がある現状だが、医師・看護師がBさんの話を傾聴して寄り添う姿勢を維持することで「ひとりではない」と意識し、苦痛や不安なく入院生活を過ごせる
③セルフケアを行うにあたって人の手を借りることを苦痛に感じており、自尊心が低下する	清拭・口腔ケア・下膳・トイレ歩行など自身で管理して行えるよう本人の持てる能力に働きかけつづけ、ケアに参加できる

⇒ [step4] 看護計画
「本人の視点からの看護計画」

【Bさんは、その時々を自身なりに考えて行動している。一見奇異な行動であっても、それは"一時的なこと"と捉え、「Bさんが大変な思いをしないように」過ごせる環境をつくる】

1) 毎日の回診で、「現在の状況と今後の回復のためには何が必要か」をBさんが理解しやすいように説明する。

2) ナースコールを押さずに歩行する、ゴミ箱に排泄をする等、一見

奇異に見える行動の理由を考え、関わり続ける。

・Bさんは、そのときの身体状況で判断してとっさに行動する傾向があるため、トイレに間に合うようにベッドの位置と降り口を調整。

・靴下のままベッドから降りてトイレに歩いていたことがあった。靴を履く時間がないくらい切迫していた様子だったと思われ、少しでも間に合うようトイレに行きやすい物品を準備する。

・パッドに排泄した後、パッドを折りたたんでオーバーテーブル上に置いてあったことがあった。排泄後のパッドを当て続ける不快感だけでなく、「看護師が交換する手間を省きたい」という配慮が働いたと思われるため、お礼を述べ、片付ける。

・外したパッドを置きやすいようにゴミ箱を近くに置く。

3) Bさんが単独で歩行し、バランスを崩して転倒してほしくない、という気持ちを毎日お伝えする。

・看護師がBさんのことを心配している理由をお伝えし、「看護師への配慮」の気持ちが働くことで、お互いの安心が担保される。

・人の世話（夫・義母・長男）をし続けてきた人生の中で培った「他者への配慮」を厚意的に受け止め、協力を得る。

4) 夫が必要物品を届けに来てくれたときは、束の間でもよいので顔を見られる場面をつくる。

⟶ [step5] 評価 「本人の視点からの看護過程の全体の評価」

Ⅴ （人々の価値を認める）高齢者の想い、"その人"の意思を引き出していたか？

　Bさんが何を思って行動しているのかを確認し、Bさんが困らないような関わりができるよう努めた。「○日に帰れる」と思い込んでいる点を「少しでも早く家族が待つ家に帰りたい」と捉え、「早く帰る＝身体が回復する」とBさんの認識に働きかけ続けた。結果、医師や看護師の話をよく聞き、自分なりに考えて行動するようになった。

Ⅰ （個々の独自性を尊重する）高齢者が自分の居場所があると感じられる環境があったか？

　Bさんは「自分で行えそうなことは自分で行いたい」という思いを強く持っており、歩行に利用する点滴スタンドがベッドサイドに置かれていた。点滴スタンドは、歩行中にドレーンが抜けないよう工夫さ

れていたので、トイレに行く際に看護師に断らなくても危険なく自分で行動できる環境があった。

P （その人の視点に立つ）高齢者の視点を理解するために本人の想いを聞いたか？

Bさんの口癖は「大丈夫、なんとかなっから」。ときに思い違いをすることもあるが、疾患を理解していないわけではなく、医療者から説明を受けたこと、特に身体に関しては必ず医師に確認するなど、自分なりに理解に努めていると看護師は捉えた。Bさんの思いに基づいた行動を観察しながら、理解内容を確認し、必要時に助言や手助けをする姿勢で関わり続けた。

S （相互に支え合う社会的環境の提供）心理的不安や自尊感情を回復する社会心理的ケアを行えたか？

Bさんは「がやがや音がする（幻聴）」「煙が見える（幻覚）」など看護師が聴いて驚くような現象をいくつか認めていたため、安心できるような声かけを行った。また、「ゴミ箱への排泄」という驚かされる行動もあったが、その行動の裏にある理由を考え続け、排泄をしやすい環境をつくるとともに安全を担保しながらトイレに行きやすい関わりを継続した。結果、ゴミ箱への排泄がなくなり、トイレ歩行前に看護師に話してくれるようになった。

> ### 本事例から引き出される
> ### パーソン・センタード・ケアの視点

〈患者に関心を注ぎ続ける努力をする〉

せん妄の重症化を防ぐ方法[2]として、「睡眠を整える」「不必要なチューブ類を極力減らして不動化を防ぐ」「疼痛を積極的にコントロールする」などが言われているが、それらの方法を行う中でも何か（誰か）を拠り所にして、その時々に精一杯の入院生活を営んでいる患者に関心を注ぎ続ける努力をすることが肝要である。

たとえ看護師が「患者が奇異な行動を起こしている」と捉えたとしても、その行動の理由を考え、一緒に不安を解消しようと努力する姿勢は患者の不安の軽減につながるに違いない。

〈その人の価値観と日々の習慣を知る〉

不安を解消するカギは、「その人の価値観と日々の習慣を知ること」である。今までの人生の中で何を（誰を）大切にしながら過ごしてき

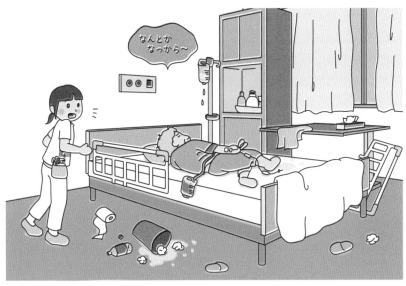

なんとか
なっから〜

「Bさんの"居心地の良い環境"にしなくっちゃ……」

た人なのかを普段の会話を通して探り続け、日々の思考や行動の癖（習慣）を知るために、本人や家族と話をして、関心を注ぎ続けることがその人を大切にすることにつながる。そして、少しでも工夫をして、その人の居心地の良い環境を調整する——このプロセスが「その人を尊重する」ことにつながり、その人の心に届くのであろう。

〈患者の言うことを"否定"しない〉

せん妄の症状の中に、「幻覚」「錯覚」が認められることがある。亀井ら[3]は、幻覚や錯覚を体験している人の話に合わせて肯定することはないが、否定せず、不安感や恐怖感を理解して関わる必要性を述べている。本ケースでも、Bさんへの対応の中で「目の前に見えている現象」が患者と看護師自身で異なっていたとしても否定はせず、「〇〇さんにはそう見えるのですね、私には△△に見えますよ」と事実を繰り返して伝えたことで、Bさんは「自身の不安を受け止めてもらえた」と感じた。それは、Bさんが、その後も自分が感じたことを看護師に伝える行動につながったと考えられる。

〈患者の生命を愛おしく思いながら関わり続ける〉

多くの医療専門職者は、「入院中の患者は入院生活（規則）の流れに生活を合わせることを余儀なくされる」という意識を強く持つべきである。そして医師による回診、看護師による清潔ケア・検温、看護補助者による配膳・下膳などを1人ひとりの患者がどのように意味づけて捉えているかを考えなければならない。

医師は回診での患者との会話を記録に記載していないことが多いが、

医師に対する患者の信頼は絶大であるため、患者との会話内容を医師に記録・記載してもらうだけでも多職種で患者の思いの認識を深めることができるに違いない。多職種でその患者の生き様や習慣に関心を注ぎ、患者の生命を愛おしく思いながら関わり続ける——パーソン・センタード・ケアに基づく高齢者看護過程は、これに尽きるのではないだろうか。

【引用文献】
1）鈴木みずえ／酒井郁子編集：パーソン・センタード・ケアでひらく認知症看護の扉，南江堂，p.267，2018.
2）鈴木みずえ／酒井郁子編集：パーソン・センタード・ケアでひらく認知症看護の扉，南江堂，p.120，2018.
3）亀井智子：高齢者のせん妄ケ　Ｑ＆Ａ急性期から施設・在宅ケアまで，中央法規出版，p.51，2013.

大腿骨頸部骨折術後の
歩行障害・バランス障害のある高齢者

聖隷三方原病院 看護部 認知症看護認定看護師　**阿部 ゆみ子** Yumiko Abe
同病院 専門・認定看護室 老人看護専門看護師　**佐藤 晶子** Masako Sato

本事例のポイント

① 昔話や本人が輝いていた時代の話をして、なじみの関係をつくり、本人の想いを引き出し、症状緩和や不安の軽減につなげる

② 痛みの評価は、本人からの訴えだけでなく、高齢者の性格傾向や生活歴、認知機能を踏まえ、必要に応じてスケール等を用いて統一して行う

③ 外転枕や離床センサーの使用の目的を高齢者本人に丁寧に説明して了解を得る

④ 見守りが必要な中でも高齢者の想いに寄り添い、持てる能力を発揮できるよう、必要とされる支援を提供する

⑤ 身のまわりのことを可能な限り自分で行えるよう周囲の環境を整え、見守る

⑥ なじみの物を用いてベッド周囲の環境を整え、院内であっても、その人らしく過ごせる場所を提供する

事例：Cさん／80歳代女性／要介護度2／軽度認知症・糖尿病

　Cさんは、80歳代の女性で、軽度の難聴があるが補聴器は使用していない。軽度の認知症と糖尿病もあり、アリセプト5mg、トラゼンタ5mgを内服している。みかん農家を夫婦で営んでいたが、夫が若くして他界し、その後、子ども3人を育て上げた。規模を縮小しながら70歳までみかん農家を続け、現在は長男夫婦と同居している。長男夫婦は共働きで、Cさんは居室の縁側から家族を見送り、帰宅を待っているのを楽しみにしていた。

　入院前の日常生活動作（ADL）は、室内は伝い歩き、屋外はシルバーカー歩行で身のまわりのことは自立していた。円背があり、腰痛と膝の痛みがある。要介護2の認定を受けており、デイサービスに週3回

153

通所していた。

　ある夜、トイレへ行こうとして廊下で転倒し、助けを呼ぶ声に長男の妻が駆けつけ、右側を下に横たわっているのを発見。A病院に救急搬送された。右大腿骨頸部骨折（Garden分類Ⅲ）の診断にて入院し、翌日、人工骨頭置換術（BHA = Bipolar Hip Arthroplasty）を受けた。術後、脱臼予防のため外転枕による固定を行い、術翌日よりリハビリテーション開始となった。

　術後3日目には、車いすへ軽介助で移乗が可能となり、離床時間が増えた。Cさんは入院・手術を覚えていない言動があり、看護師がその都度繰り返し説明している。荷物を取ろうと、ベッド周囲を1人で歩く姿がみられた。ナースコールの使用を説明すると、その場では理解し、「ここを押すと看護師さんが来てくれるんだね」と話したが、使用はなかった。

【Cさんへの"看護"の場面】

　日中は離床して過ごすことが増えたが、ナースコールの使用はないため、転倒転落防止のための離床センサーを設置し、体動で作動する設定とした。Cさんは「トイレへ行きたい」と自ら訴えることがなく、看護師が食事前後や就寝前などに声をかけ、トイレへ誘導していた。

　動作時に顔をしかめる様子があり、看護師が痛みの有無や程度を聞いてもはっきりとした返答がなく確認できない。

　「いつまでこんな所にいるの？　帰らないと」と身支度をしようとする様子があり、術後のリハビリテーション期間であることを伝えると「息子たちは知ってるの？　どうして来てくれないの？」と悲しそうな表情をする。術後5日目の夕方、車いすから自分でベッドへ戻ろうとして滑り落ち、車いすのフットレストの上に尻餅をついているところを看護師が発見した。幸い外傷はなかった。

◆【step1】情報収集

（1）Cさんが置かれた状況「身体面の把握」

　右大腿骨頸部骨折で人工骨頭置換術後、脱臼予防のため臥床時は外転枕を使用して外転・軽度外旋位に固定。術後創部の状態に異常なく軽度腫脹のみ。表情は乏しいが声かけには笑顔がみられる。自分から話すことは少ない。体温37.2度、血圧134／62mmhg、脈拍78回／分、呼吸数17回／分、酸素飽和度97％、採血データはHb9.8、CRP3.1。

(2) Cさんの「心理的ニーズの把握」

[くつろぎ]

　自ら痛みを訴えることはなく、移乗動作時に顔をしかめるときがあり、「この後、リハビリなので痛み止めを飲みましょうか?」と提案すると、うなずいて鎮痛剤を内服した。その後のリハビリテーションで「起立や歩行訓練ができた」と理学療法士から報告があった。

　臥床時、脱臼予防のための外転枕を装着しようとすると表情がかたくなることがあるが、「脱臼予防のための大事な枕です」「寝ている間だけつけます」など、繰り返し説明すると「万が一のことがあったら困るね」と表情が和らいだ。

[アイデンティティ]

　入院直後は顔をこわばらせ、体を丸めてじっとしていた。看護師が「痛いですか?」と話しかけても無言なため「お話しできませんか?」と問うと顔を伏せてしまった。手術直後、「ここどこ?　手術?　なにそれ」と混乱した様子があり、「何か困りごとや心配ごとはないですか?　転んで骨を折って手術をしました、ここ(患部に触れて)です。少し腫れていますね」と視線を合わせ、状況を伝えると「ありがとう」と少し落ち着く様子がみられた。職業や入院前の生活について聞くと「みかん農家、夫が早くに亡くなったから1人で必死。弱音なんて言えない。でも生きがいになった」と話した。

[愛着]

　ベッド周囲になじみのカレンダーと時計、家族写真を飾ると、家族写真を眺める様子が見られた。Cさんは、家族が面会に来たことを忘れてしまうため、家族がノートに日付やメッセージを書き残し、それを一緒に読みながら、次に面会に来る日を確認し伝えている。

[たずさわること]

　動くと離床センサーが作動し、看護師があわてて駆けつけてCさんを驚かせてしまい、さらに、「どうしましたか?」とCさんがやろうとしていたことを代わりにしてしまうことがある。移乗や排泄、更衣時などの場面では自分でできる動作はしてもらい、最小限の支援にしている。リハビリテーションの目的を「自分で動けるようになり、家に帰るため」と説明すると頑張る様子がみられた。作業療法士や理学療法士とCさんの持てる能力を共有し、支援の内容を統一している。

[共にあること]

　Cさんは我慢強い性格であり、疼痛や寂しさについて自分から訴えることは少ない。リハビリテーションでの頑張りを労い、日常会話で

昔の話を聞くと穏やかな表情をみせる。

【情報から考えられる課題】

1. 術後の疼痛、臥床時の脱臼予防のための外転枕装着による不快感、脱臼・転倒予防のために行動を制止され「くつろぎ（やすらぎ）」「たずさわること」のニーズが脅かされる

　Cさんは転倒して大腿骨頸部骨折にて入院し、翌日、緊急手術となった。術後疼痛や脱臼予防のため外転枕装着、急激な環境変化があり、混乱が生じている。看護師がゆっくり説明すると、その場では理解するが持続して覚えておくことが難しい状態である。少しでも動くと離床センサーが作動して看護師が駆けつけ、行動を制止され、「くつろぎ（やすらぎ）」のニーズが満たされない。

2. 入院により、なじみの関係が絶たれ、「愛着（結びつき）」「共にあること」のニーズが脅かされる

　Cさんは同居する長男夫婦が出かけ、また帰宅するのを縁側で眺めることが日課であった。なじみの関係のない入院環境では「愛着（結びつき）」が感じられず、寂しさや不安が募り、「共にあること」のニーズが脅かされる。

[step2] アセスメント

(1) 疾患と治療および認知機能に関するアセスメント（身体疾患）

　貧血、炎症反応、創部ともに術後経過に問題はない。術後約3週間は軟部組織が修復しないため脱臼を起こす危険性があり、Cさんは臥床時に外転枕装着が必要である。

　軽度の認知症があるが、入院前、身のまわりのことは自立されていた。術後数日は入院・手術に至った経緯を覚えておらず、説明や患肢に触れることで「触ると痛いね」と納得されるときと「そんなわけない！」と怒る様子が混在し、術後せん妄が生じていた。夕方になると「そろそろ帰らんと。迎えを呼んで」と訴えることがある。

(2) 生活機能に関するアセスメント（生活歴）

　Cさんは、みかん農家として生計を支え、3人の子どもを育てあげた自負がある。今は家族の姿を縁側から眺めることが生きがいとなっていた。術後、ADLが不安定になり、転倒・脱臼予防のために見守

りが必要だが、ナースコールを使用しないため、離床センサーでCさんの動きを察知している。疼痛をコントロールし、転倒・脱臼を予防しながら、Cさんの想いを尊重し、リハビリテーションや自分でできることに取り組めるような支援が必要である。

(3) 価値観、過去の体験に関するアセスメント（性格傾向）

我慢強く弱音を吐かない性格のため、Cさんが自分の言葉で思いを表出することは少ないが、看護師が昔の話を尋ねると笑顔で話してくれる。「自分のことは自分でやる」との思いが強く、入院前は腰痛・膝痛をかかえながらも身のまわりのことは自分で行っていた。このような性格傾向は、頑張り過ぎて無理な動作につながる可能性もあり、転倒や脱臼などの術後合併症を引き起こす可能性がある。

(4) 心理的ニーズに関するアセスメント（社会心理）

入院で、なじみの関係や生活が絶たれ、不安と孤独を感じて意欲低下が生じる可能性があり、それは心身機能の低下につながる。院内でも家族とのつながりを感じられること、看護師など医療者となじみの関係を築いて不安を軽減することが順調な回復過程につながる。

⇒ [step3] 看護問題 「本人の視点からの看護問題と看護目標」

看護問題	看護目標
①術後疼痛、脱臼予防のための外転枕装着により「くつろぎ（やすらぎ）」のニーズが満たされない	疼痛がコントロールされ、脱臼がなく、安楽・安全に入院生活を送り、退院できる
②脱臼・転倒予防のための見守りと離床センサーの使用により「たずさわること」のニーズが満たされない	持てる能力を発揮しながら必要な支援を受け、心身機能が低下しない

⇒ [step4] 看護計画 「本人の視点からの看護計画」

【疼痛がコントロールされ、脱臼がなく、安楽・安全に入院生活を送り、退院できる】

・鎮痛剤の定期内服、動作やリハビリテーション中とその後の表情や言動、不安など精神的側面との関係を観察し、疼痛の程度をアセス

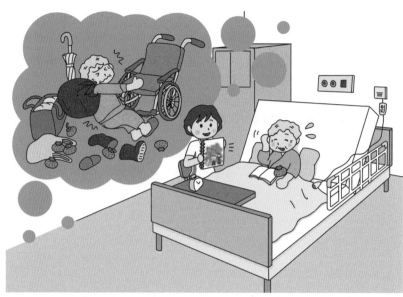

「Cさんのみかん、食べたかったな〜」「甘かったよ、私のみかんは」

メントする。

・屯用の鎮痛剤使用について、看護師からCさんに提案し相談する。

・我慢強い性格傾向に配慮し、痛みを緩和することで身のまわりのことやリハビリテーションに取り組みやすくなることを伝え、疼痛コントロールの必要性についても説明する。

・外転枕の使用目的について「転んで足の手術をしました。関節がずれてしまうのを予防するために枕を入れます」とわかりやすく繰り返し説明する。

・入浴やトイレ動作、自宅での生活動作についてCさんと家族から情報収集し、脱臼リスクが高い動作について、代替方法などを理学療法士や作業療法士と検討し、リハビリテーションに取り入れる。

・術後せん妄[*1]があったため、せん妄の予防ケアを実施する。

【自らの持てる能力を発揮しながら必要な支援を受け、心身機能が低下しない】

・歩行介助の必要性やトイレの際に介助できることを伝える。

・排泄時間をアセスメントしてトイレ誘導を行う。

・動く前にナースコールを押してほしいと繰り返し伝える。本人の了解を得て、覚えていられるように紙に書いて掲示する。

・Cさんと相談し、身のまわりの必要なものを一緒に選んで手の届くところに配置する。ベッド周囲の床頭台やロッカーは、ベッド柵を伝って移動できる配置とし、移動時に見守る。

> ***1　Cさんの「せん妄」の要因**
>
> 以下の3つの因子がある。
> [準備因子] 高齢／軽度認知症
> [直接因子] 全身麻酔術後
> [誘発因子] 疼痛／外転枕装着による不快／入院による環境変化／離床センサーによる監視／ADL全般への見守りによるストレス

・転倒・脱臼予防のため生活動作全般を見守りたいので離床センサーを使用していること、動くことでセンサーが鳴って看護師が訪室することを説明し、Ｃさんに了解を得る。

・離床センサーが作動しての訪室時は、「まずは何がしたいのか」というＣさんの想いを確認し、必要な支援をする。「ちょっと待って、動かないで」など制止し、行動を責める声かけをしない。

・離床センサーの設定を本人の行動に合わせて変更する。離床時間が増えていれば離床センサーからマットセンサーへ変更し、行動の場面に応じて設置位置や設定を変更する。

・排泄への支援では羞恥心へ配慮し、1つひとつの動作毎に声をかけ、自分でできることを増やし、できたことを認め、共に喜ぶ。

・なじみの物や家族の写真を用意してベッド周囲の環境をＣさんと一緒に整える。

・みかん農家時代の話や家族の話をゆっくり聴く時間を設ける。

➡ [step5] 評価「本人の視点からの看護過程の全体の評価」

Ⅴ （人々の価値を認める）高齢者の想い、"その人"の意思を引き出していたか？

Ｃさんにとって、入院による環境変化や術後疼痛、外転枕の装着、常に行動を見守られ行動を制止される状況は「くつろぎ（やすらぎ）」のニーズを脅かし、せん妄の遷延や回復過程に影響を及ぼす恐れがあった。疼痛は言葉だけでなくフェイススケールを用いて評価方法を統一し、リハビリ前後や就寝前に鎮痛剤を追加して疼痛コントロールを行った。また「家に帰れるよう、痛み止めを飲んで、歩く練習をしましょう」などＣさんの想いに寄り添って説明したり、外転枕の使用目的をわかりやすい言葉で繰り返し説明することで、表情が和らぐ様子が見られた。

Ⅰ （個々の独自性を尊重する）高齢者が自分の居場所があると感じられる環境があったか？

Ｃさんは入院により家族とのなじみの関係が絶たれ、不安や孤独を感じて「愛着（結びつき）」のニーズが満たされない状況だった。Ｃさんと相談しながら家族が用意したなじみの物や家族写真の配置を決めた。1人で過ごす時間に家族との写真を眺めるなど、Ｃさんらしく

過ごせる空間を整えたことで、「そろそろ帰らんと」などを訴えることが減った。

P （その人の視点に立つ）高齢者の視点を理解するために本人の想いを聞いたか？

Ｃさんは言葉で想いを表出することが少ないが、こちらから昔のことを尋ねると話をしてくれた。Ｃさんの話を聴く時間を設け、昔話の中から会話の糸口を広げ、症状についてや今の想いを引き出す関わりをした。家に帰りたい想いに寄り添いながらリハビリテーションに取り組めるよう多職種と情報共有し、退院に向けて支援した。

S （相互に支え合う社会的環境の提供）心理的不安や自尊感情を回復する社会心理的ケアを行えたか？

離床センサーの使用については、Ｃさんに目的を説明して了承を得た。離床センサー作動時や訪室時は行動の理由やＣさんの想いを確認した。排泄の支援では羞恥心へ配慮し、動作毎に声をかけ、自分でできることを増やした。Ｃさんからは「できたね」と嬉しさを話す場面があり、共に喜び合った。

➡ 本事例から引き出される パーソン・センタード・ケアの視点

大腿骨頸部骨折は、転倒を受傷機転とした高齢者に多い骨折である。入院し、手術後、疼痛や外転枕装着により思うように動けないと、せん妄が生じたり、ADLが低下することがよくある。訴えがなくても疼痛や不快を軽減し、高齢者が置かれた状況を理解し、その想いを引き出し、リハビリテーションや今後の生活への意欲を失わないよう支援が必要になる。高齢者が1人で動こうとする場面で、転倒の危険や安全への意識から看護師は行動を制止したり、非難したりする声かけを行いがちだが、そのような声かけは高齢者の自尊心の低下や不安・不快の増大をもたらすことになりかねない。

離床センサーを使用する場合は、「転倒や脱臼予防のために見守りたい」ということを本人に誠実に説明し、了解を得ることが大切である。高齢者の想いや行動の理由を知り、家族の協力を得ながら多職種で検討し、高齢者自身が持てる力を発揮して安心・安全に過ごせる環境を整え、入院生活を支えていく必要がある。

大動脈弁狭窄症の術後に認知機能が悪化した高齢者

兵庫県立姫路循環器病センター 看護部 老人看護専門看護師 **玉田 田夜子** Tayoko Tamada

本事例のポイント

① 言葉を発することのできない苦痛を推測して、想いを引き出せるように関わる
② 術後、「くつろぎ」のニーズが欠如することに対して、身体状態を整え、ニーズが満たされるようにする
③ 本人の困りごとを丁寧に確認する
④ 本人の生活歴や性格などの情報収集を行い、希望や意向をケアやリハビリテーションに取り入れる
⑤ 本人・家族の希望に沿った退院後の療養生活の場を検討する

事例：Dさん／ 80 歳代女性／大動脈弁狭窄症・慢性腎不全

　Dさんは、60 歳の定年まで美術の教師として働き、夫と長男夫婦、孫の三世代で暮らしていた。難聴はあるが、ADL は自立し、家事全般を行っていた。

　心不全で入院し、検査で大動脈弁狭窄症が見つかり、大動脈弁置換術を行った。手術翌日に抜管となったが、その夜から「なんでこんな目にあわないといけないの。何もかも嫌です。帰りたい、帰ります。点滴も治療もしなくていいです」と興奮して起き上がり、点滴チューブやドレナージチューブを引っ張って抜こうとする行動が見られた。術後で、点滴治療やドレナージが必要なため、両手にミトンを装着することとなった。

　抜管翌日より食事開始となったが、発熱が続き、食事摂取量も少ない状況であった。術後 3 日が経過したが、せん妄・不眠のため、生活リズムが整わない。午前中は眠っていることが多く、覚醒していても、

表情は乏しく、ぼんやりしており、リハビリテーションや離床が進まない状況が続いている。夜は「痛い。さみしい、家族に会いたい、帰りたい」と訴え、入眠できない日が続いている。

【Dさんへの "看護" の場面】

術後3日目、ベッドサイドに行くと、窓のほうをじっと見ていた。挨拶をするが看護師を少し見て、すぐに窓のほうを見て、ため息をついた。困りごとはないかを尋ねると「わからん。何もかもわからん」と言い、その後は問いかけに対して何も返答しなかった。面会中の夫も、どのように接すればよいかわからない様子でDさんの手を握りながら「機嫌が悪いんです。夜になると寂しいって泣くみたいで……」と話した。

食事の摂取量が増えず、持続点滴が続いており、ルート抜去の可能性があるため、ミトン装着が継続されていた。Dさんの状況はこのときだけでなく、病棟看護師からの情報では、日中は閉眼していることが多く、覚醒していてもぼんやりとしているとのこと。ケアや離床のために車いすへの移乗を勧めても拒否されることが多い。

夜になると興奮して「痛い。これ（ミトン）外して！ なんでこんなことをされないといけないの。こんなところに閉じ込めて、私をどうするつもりなの。帰りたい。帰らせてほしい」と、泣きながら訴える日々が続いている。側に付き添えるときは、ミトンを外し、しばらく付き添うなどの対応をしていた。

→ [step1] 情報収集

1. **大動脈弁置換術後で創部やドレナージ挿入部の疼痛、術後の発熱のために「くつろぎ（やすらぎ）」のニーズが激しく脅かされる**

   Dさんは大動脈弁置換術後で、点滴、ドレナージチューブ、膀胱留置カテーテル、酸素カヌラなど複数のルート類が挿入されている。創部痛やドレナージ挿入部の痛みもあり、眉間にしわを寄せ、苦痛表情で「痛い」「つらい」と小さな声を発している。炎症反応が高く、37度台後半の発熱が続いており、心理的ニーズの「くつろぎ（やすらぎ）」のニーズが満たされていない状態である。

2. **せん妄のために「くつろぎ（やすらぎ）」のニーズが脅かされ、ルート類の自己抜去の可能性が高い。ミトン装着をしていることにより、自由に動くことができず、「アイデンティティ」と「たずさわること」のニーズが脅かれている。**

Dさんは術後、発熱や疼痛、環境の変化により、せん妄を発症している。「なんでこんな目にあわないといけないの。何もかも嫌です。帰りたい」という言葉から混乱していることが明らかで、「くつろぎ（やすらぎ）」のニーズが満たされず、現状の判断ができない状態となっている。

手術前のADLは自立しており、家族のために家事全般を担い、自分の意思で行動できていたが、手術後は、ルート類の自己抜去を防ぐためにミトン装着しており、「何でこんなことになっているの。なにも悪いことをしていないのに」と、看護師に訴えることがあった。自分の意思で物事を行うことができない、自由に動くことができないという苦痛を抱えており、「アイデンティティ」と「たずさわること」のニーズが満たされていない。

3．家族との面会時間が限られており、家族と会えないさみしさや不安なときに側にいてもらえない状況から「愛着（結びつき）」のニーズも脅かされている

Dさんは、夫と長男夫婦、孫の三世代で生活しており、日々家族に囲まれた生活を行っていた。入院によって家族と離れ、手術後、せん妄の発症により混乱している状況である。また、関係性がまだ形成されていない医療者に囲まれ、処置やケアが行われる中で、さらに不安が増強している。そのような状態はDさんとって"安心・安全な場所"ではないため、「帰りたい、帰ります」という発言を繰り返している。安心できる存在である家族が側にいないことで「愛着（結びつき）」のニーズが満たされてない状況が、不安を増強させ、せん妄・不眠につながっている。

➡ [step2] アセスメント

（1）疾患と治療および認知機能に関するアセスメント（身体疾患）

術前は認知機能の低下はなかったが、全身麻酔による手術で身体への侵襲は大きく、高齢者であるため、脳が脆弱な状態であり、せん妄を発症しやすい状態である。せん妄による意識の変動があり、時間や場所の見当識がわからず、認知機能が低下した状態となっている。

身体的な苦痛はあるが、せん妄による混乱状態のために痛みの場所や身体の不快について明確に訴えることができない。ベッドで臥床しているときは、痛みのためか、不快のためか、眉間にしわを寄せていることが多い。昼夜のリズムが整わず、混合型のせん妄を発症してい

ると考えられる。また、発熱が続き、口腔内の乾燥が著明となり、汚染も目立ち、食事摂取が進んでいない状態である。

(2) 生活機能に関するアセスメント（生活歴）

術前は、ADL は自立し、家事全般を担って自由に動くことができていた。しかし、術後は創部やドレナージ挿入部の痛みにより、起き上がりやベッド上で体位変換時に、さらに痛みが増強するため術前のように１人で動くことができない。ADL のほぼすべてを人の手を借りなければならない状態である。

(3) 価値観、過去の体験に関するアセスメント（性格傾向）

Ｄさんは家事と仕事を両立しながら３人の子どもを育てており、家族をとても大切にしている。「家族に迷惑をかけたくない」という思いがある一方で、初めての入院・手術のため不安が強く、誰かに頼りたいという思いもある。性格はおだやかで、家族にも頼りされている。痛みはもともと我慢する性格である。

(4) 心理的ニーズに関するアセスメント（社会心理）

初めての入院・手術による不安や緊張が痛みを増強させ、家族に会えない状況が孤独感につながっている。さらに、自分の意思で自由に動くことができないことから無力感を抱えている可能性がある。

➡ [step3] 看護問題 「本人の視点からの看護問題と看護目標」

看護問題	看護目標
①創部痛や複数のルート類の挿入のために「くつろぎ」のニーズが満たされないことによる疼痛や不快感	安全に治療を受けることができ、早期にルート類を抜去することができる
②自由に動くことができないことで「くつろぎ」「アイデンティティ」「愛着（結びつき）」のニーズが満たされず、それによる苦痛や不安がある	疼痛管理ができ、早期からリハビリテーションを行うことができる
③せん妄による見当識障害や意識の変動によって「くつろぎ」「アイデンティティ」「愛着（結びつき）」のニーズが満たされないことによる不安	身体状態が改善し、せん妄が抑えられ、認知機能を改善することができる
④発熱による体力の消耗、口腔内の清潔が保てず、「くつろぎ」のニーズが満たされていないため、食事摂取量の低下がある	口腔内を清潔に保ち、食事摂取量が増加する

→ [step4] 看護計画 「本人の視点からの看護計画」

【安全に治療を受けることができ早期にルート類を抜去することができる】

・チューブ類の不快を軽減するために、固定方法の工夫、テープの張り替えをする。チューブ類が気にならないように衣服の中を通したり、点滴台を視界に入らない位置に設置する。

・チューブ類を抜去できる時期の目途を医師に確認し、本人・スタッフで共有する。

・持続点滴を24時間ではなく、本人の生活リズムに合わせた時間に変更可能かどうかを検討する（例：日中は離床のため、ルート類が活動制限になる可能性があり、夜間のみにする。もしくは、ルートが気になり、入眠の妨げになるようであれば、日中のみ点滴を行うなどを検討する）。

【疼痛管理ができ、早期からリハビリテーションを行うことができる】

・痛みが軽減した状態で、リハビリテーションやケアが行えるように鎮痛剤の使用時間を検討する。

・鎮痛剤使用による疼痛の評価を行う。

・疼痛が軽減する姿勢や動き方を本人と共に考える。

【身体状態が改善し、せん妄、認知機能を改善することができる】

・ケアや処置を行う前に、Dさんの聞こえやすい右側の耳から声をかける。必ず丁寧に説明をして同意を得てから行う。

・難聴があるため、口頭の説明だけでなく、文字やイラストなど視覚に訴えるものも用いてコミュニケーションをはかる。

・せん妄による混乱を軽減するため、時計やカレンダー、家族の写真などをベッドサイドに置き、時間や日付、季節の変化などを盛り込んだ声かけを積極的に行う。

・本人にとって「くつろぎ」の時間を持てるよう、希望に合わせて足浴や洗髪を行う。

・不安やさみしさを訴えるときは、タッチングを行いながら側に付き添う。

・家族の面会時間に合わせて、ケアやリハビリテーションの時間を調整する。

・体調をみながら、散歩や外の景色を見る時間などを確保する。

・本人の希望に合わせて、絵を描く時間を確保し、完成した絵をベッドサイドに飾る。

【口腔内を清潔に保ち、食事摂取量が増加する】

・口腔内の観察を行い、乾燥や舌の状況を確認する。

・口腔ケアをこまめに行い、自分で行える部分は行ってもらう。

・本人の嗜好に合わせた食事の内容を検討する。

⇒ [step5] 評価「本人の視点からの看護過程の全体の評価」

　以下、「パーソン・センタード・ケア実践チェックシート」（87ページ）に基づいて本事例を評価する。まず、4つの大項目に続いて、重要となる小項目についても述べる。

V　（人々の価値を認める）高齢者の想い、"その人"の意思を引き出していたか？

　Dさんの想いを引き出すために、まずは困りごとを聞いた。Dさんは「わからん。何もかもわからん」と話し、自分の身体のことや入院という自分が置かれている現状の理解ができていない状況であった。

[V-①　高齢者の想いや意思を引き出して実現するための方法を一緒に考えていますか？]

　治療経過や病状については、医師から説明されていたが、難聴があるためにDさんにはきちんと伝わってない可能性があった。そのため、再度医師に説明を依頼し、1時間ほどかけて、紙に図や説明内容を書きながら再度説明がなされた。その後は「自分がどうなっているのか、わからなかったけど、先生から話を聞いてわかった。ありがとう」と言われ、その日の夜は不安を訴えず、入眠することができた。

　ケアや処置を行う前には、丁寧に説明し、行ってもよいかの確認をしてから行った。その結果、自ら「今日は足を洗ってほしい」「天気がいいから時間があったら散歩に連れていってほしい」などと、思いを伝えることが増えてきた。家族からも「表情がよくなって口数が増えてきた」と言われ、評定は「B（良い）」とした。

[V-②　高齢者の想いや意思を聞いてアセスメントや看護計画に反映していますか？]

　ミトン装着による苦痛の訴えがあったため、日中のケア時や家族の

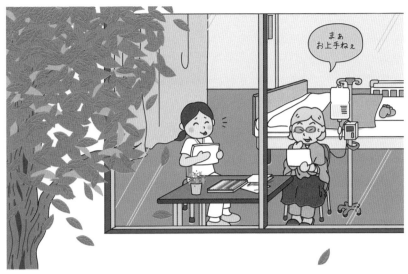

「Dさん、美術の先生なんですね。私のイラスト、どうですか？」「まぁ、お上手ねぇ」

面会時はミトンを外して過ごしてもらうようにした。夜間もミトン装着の不快や不安、さみしさの訴えがあるときは、できる限り側にいてミトンを外し、タッチングを行って入眠できる環境調整を行った。

　Dさんから「これ（点滴）が引っ張られて、ピコピコ（アラーム）鳴るから目が覚めてしまう」と言われ、ルート類が睡眠の妨げとなっていると判断し、本人と医師に相談して日中のみ点滴を行い、24時間の持続点滴は中止となった。本人の意向に合わせて点滴時間を決めたことにより、Dさんが納得して点滴治療を受けることができ、その安心からかミトンも外すことができた。ミトンを外すことができ、点滴治療も継続することができたため、評定は「C（可)」とした。

Ⅰ　（個々の独自性を尊重する）高齢者が自分の居場所があると感じられる環境があったか？

　Dさんは美術教師であったため、自宅にある色鉛筆などの画材を持参してもらい、作業療法士と共に景色の写真集を見たり、外の風景を描くことをリハビリテーションのメニューとして取り入れた。完成した絵はベッドサイドや病室の壁に飾り、スタッフや家族に見てもらえるようにした。

[Ⅰ-③　高齢者の好きなこと、嫌いなこと、そして毎日の日課で楽しめる活動がありますか？]

　自宅で使用していた画材を見たDさんはパッと表情が明るくなり、色鉛筆やスケッチブックを手にとって看護師に色彩について詳しく説明をした。そして「何を描こうかしら。以前のようにうまく描けない

かもしれないけどね」と絵を描く意欲が見られた。

　完成した絵をベッドサイドや病室の壁にはり、多くの人に見てもらうことで、Dさんは「アイデンティティ」「愛着（結びつき）」「共にあること」のニーズが満たされ、リハビリテーションを頑張り、自宅退院に向けて意欲的な発言も聞かれるようになった。そこで評定は「A（非常に良い）」とした。

P　（その人の視点に立つ）高齢者の視点を理解するために本人の想いを聞いたか？

　Dさんはもともと痛みを我慢する性格であるという情報から、痛みの訴えがなくても表情や姿勢などから痛みの有無を確認し、ケアや処置方法の検討やリハビリ時間の調整などを行った。

[P-①　高齢者の意思や生活歴・性格傾向を確認していますか？]

　「痛みを我慢する」という情報をもとに、術後は創部やドレナージ挿入部の痛みがあることが予測されたため、医師と相談し、定期的に鎮痛剤を使用した。また、セラピストと相談し、鎮痛剤の効果がある時間帯にリハビリテーションができるように、時間調整を行った。

　鎮痛剤を使用する前は、眉間にしわを寄せていることが多かったが、鎮痛剤を使用することで眉間にしわがよることがなくなり、リハビリテーションに対しても意欲的に取り組めるようになった。そこで評定は「B（良い）」とした。

S　（相互に支え合う社会的環境の提供）心理的不安や自尊感情を回復する社会心理的ケアを行えたか？

　家族とのつながりを大切にしているDさんは、自宅退院を強く望んでいた。Dさんが自宅で過ごせることが「くつろぎ」や「愛着」の心理的ニーズを満たすことにつながると考え、自宅退院に向けた調整を行うこととした。

[S-③　高齢者が大切にしている人間関係を維持できるように支援していますか？]

　術後、ADLの低下があり、リハビリテーションのための転院が検討された。しかし、その転院により家族と離れて過ごす生活が続くことは、Dさんのさみしさや不安を増強させる可能性があり、夫・長男家族もDさんと自宅で過ごすことを望んだため、自宅退院をめざして調整することとなった。

　リハビリテーションでは、自宅退院に向け、歩行訓練や段差の昇降を行った。さらに退院前に自宅に外出することで、Dさんも家族も困

りごとはないことがわかり、安心して自宅退院することができた。希望していた自宅退院をすることができたため、評定は「A（非常に良い）」とした。

⇒ 本事例から引き出される パーソン・センタード・ケアの視点

　Dさんは術後、せん妄を発症し、認知機能低下がみられた。難聴があり、医療者からの説明や周囲の音が聞き取りにくい状況が不安やさみしさをさらに増強させ、せん妄の悪化にもつながったと考えられる。せん妄の改善には、身体状態を整える治療や環境調整が必要となる。特に「くつろぎ」の心理的ニーズを満たす関わりを行うことで身体状態を整えるための治療や処置、ケアを安心して受けることができる。そして、心理的ニーズが満たされたときに、本人が想いを他者に表出できるようになる。

　急性期治療では、特に「くつろぎ」のニーズを満たすことが重要である。このニーズが満たされることで、それ以外の「アイデンティティ」「愛着（結びつき）」「たずさわること」「共にあること」のニーズも満たされ、心身の安定につながっていく。

　本事例では、せん妄の改善に向けて「くつろぎ」のニーズを満たすケアをDさんの希望を聞き、さらに生活歴や性格傾向など得られた情報も活かしながら、ケアやリハビリテーションを行った。そのことで、本人・家族の望む自宅への退院につながったと考える。

脳血管障害後に
無気力状態になった高齢者

南和広域医療企業団 看護部 南奈良総合医療センター 老人看護専門看護師 **小林 みゆき** Miyuki Kobayashi

本事例のポイント

① 安全管理の視点中心にケアを実施するのではなく、せん妄からの回復支援と身体拘束解除についてチームで話し合いを重ねた

② 本人の言葉を反復し、タッチングをしながら寄り添うことで、想いを引き出し、表情を和らげることにつながった

③ 高齢者の「家に帰りたい」という想いを受け止め、安心できる居場所となるように環境を整えた

④ ケアを受けることに申し訳なさそうな表情をすることが多いため、"できること" が増えていることを実感してもらえるように対応した

⑤ 積極的に "声かけ" を行うことで「あなたが居ることを知っている」というサインを送り、「ひとりではない」と思えるように意図した対応をとった

事例：Eさん／80歳代後半男性／要介護4／脳梗塞

Eさんは、既往として、11年前にラクナ梗塞、10年前に大腸がんで手術、5年前は前立腺がんでホルモン療法、1年前は腰椎圧迫骨折と肺炎で入院している。妻と長男夫婦の4人暮らしで、週3回、デイサービスを利用して生活していた。日常は伝い歩きができるが、排泄はポータブルトイレを使用し、排泄に失敗したときは、妻がオムツ交換をしていた。

20XX年X月X日、デイサービスに行ったところ、動けないことに施設職員が気づき、当院に救急搬送された。頭部CT検査の結果、「脳梗塞」と診断され、緊急入院となる。脳梗塞発症による右半身不全麻痺と構音障害を認め、血栓溶解治療薬の持続点滴療法が開始さ

れた。

【Eさんへの"看護"の場面】

入院2日目、「帰る、おかあちゃん」と訴え、ベッドから降りる行動が頻回にみられたため、安全を確保するために離床センサーを装着した。スプーンを保持できず、食事摂取を介助しているが、食事を拒否することもあり、摂取量は5割以下である。治療に拒否的であり、何度か点滴ルートを自己抜針している。

入院5日目、昼食前に全介助で車いすに移乗し、安全ベルトを装着してデイルームで過ごす。食事介助で2割程度摂取するが、残りは「いらない」と拒否。食後も車いすに座って過ごし、その後、理学療法士の訓練を受けたが、「訓練途中に拒否されて十分にできなかった」と報告があった。

安全ベルトを装着して車いすに座っているEさんの表情が険しかったため、「どうしましたか?」と声をかけた。Eさんの訴えは、呂律困難のためにはっきりしなかったが、「ウソばっかり」と聞き取れた。そこで「ウソばっかりと思うのですね」と返答すると、感情失禁がみられた。

⇒ [step1] 情報収集

(1) Eさんが置かれた状況「身体面の把握」

頭部CTの結果、左脳梗塞で、血圧は130mmhg前後。意識レベルはJapan Coma Scale (JCS) 2。瞳孔は左右（対光反射）とも2.5（＋）。頭痛や嘔気・嘔吐など頭蓋内圧上昇に伴う症状はみられない。右上下肢徒手筋力レベル3、右半身不全麻痺と構音障害を認める。嚥下機能は低下しているが、ST評価から嚥下困難食Ⅲを摂取できている。

認知機能では、氏名は言えるが、改訂長谷川式認知機能テスト（HDS-R）に対しては、どの項目も答えられなかった。家族から「物忘れがあり、同じことを何度も聞く。見守りを必要とする」との情報があり、認知症高齢者自立度判定3である。

(2) Eさんの「心理的ニーズの把握」

1. 緊急入院と脳梗塞による身体的機能の障害のために、「くつろぎ（やすらぎ）」のニーズが激しく脅かされる

Eさんは、脳の器質的な病変が急性発症し、自宅から緊急入院と

なった。「脳梗塞で突然、身体的障害になった」という状況が理解できないままに、治療が進められている。表情は乏しいが、声をかけると直ぐに感情失禁がみられており、心身共に緊張状態で、心理的ニーズの「くつろぎ（やすらぎ）」が脅かされている状況にある。そのために、混乱を来し、せん妄を起こしている。せん妄の促進因子として、「くつろぎ（やすらぎ）」のニーズが満たされないことがあり、それは不安や苦痛に影響する可能性が高い。

２．環境の著しい変化から、入院前の生活で満たされていた妻や長男夫婦、施設スタッフとの「愛着（結びつき）」、役割を果たせないことの「たずさわること」が脅かされる

　Ｅさん夫婦は長男夫婦と４人暮らしで、妻の介護を受けて自宅で生活していた。近くに住む次男夫婦もＥさんをよく訪ねており、いつも誰かに見守られていた。週３回のデイサービスでは、他の高齢者と関係を持ち、レクリエーションに参加することを楽しみにしていた。入院２日目「帰る、おかあちゃん」と訴え、何度もベッドから降りようとして転倒したため、離床センサーが設置され、車いすに座るときは安全ベルトを装着された。そのような状況において、家族や馴染みのある施設職員との「愛着（結びつき）」が欠如し、「たずさわること」が果たせなくなって孤独感と不安が増している。

３．脳梗塞による身体機能の障害から、入院前にできていたことができなくなっており、他者の支援を受けなければならない状況から、「アイデンティティ」のニーズが脅かされる

　Ｅさんは、脳梗塞による身体的障害により、生活全般において介助が必要となった。オムツ交換など、羞恥心を伴うケアを受けなければならず、自分だけでは食事の摂取はできず、他者に依存しなければならない。オムツ交換や食事介助を受けるとき、申し訳なさそうな表情になり、心理的ニーズの「アイデンティティ」のニーズが満たされていないことがうかがわれる。そのために、食事摂取や治療を拒否していると思われ、このままだと心身共に虚弱な状態になる可能性もある。

４．入院環境において「共にあること」のニーズが脅かされる

　Ｅさんは４人部屋に入床した。日中、車いすに座ってもらうなど、生活リズムを整えることを計画し、実施しているが、うとうとしていることが多く、他者と交流する機会もほとんどない。治療とリハビリテーションの毎日であり、レクリエーションに参加する機会もない。このような状況においては、心理的ニーズの「共にあること」が満たされていない。そのために心身の活動性が低下し、心身共に虚弱な状態になる可能性もある。

⇒ [step2] アセスメント

(1) 疾患と治療および認知機能に関するアセスメント (身体疾患)

　Eさんは、脳梗塞の発症により、脳に器質的な障害がある。自分の名前は言えるが、HDS-Rは測定不可である。入院前も「物忘れがあり、何度も同じことを聞いていた」との家族からの情報がある。脳の障害により、そのような記憶の障害や見当識障害がみられる。

　「入院治療が必要である」と説明を受けても、すぐに忘れてしまい、身体的機能の障害を受け入れることができていないため、点滴針の自己抜針やベッドから何度も降りようとし、安全に治療を受けることができない。「(自宅に) 帰る」と訴えているが、身体的な苦痛や不安などを言語的にうまく表現できないため、何らかの症状を見落とされる可能性がある。

(2) 生活機能に関するアセスメント (生活歴)

　入院前のADLは、「食事」はセッティングで自立、「移乗」「清潔」「排泄」「更衣」は一部介助で、「排泄」に失敗することはあったが、ポータブルトイレを使用できていた。脳梗塞による身体的障害から、「食事・移乗・排泄・更衣」など、生活全般において全介助が必要となっている。

(3) 価値観、過去の体験に関するアセスメント (性格傾向)

　Eさんは「穏やかで辛抱強いが、寂しがり屋であるため"ひとり"で居ることができない」と家族からの情報がある。1人で過ごすことが多くなる入院生活で不安が増していると考えられる。辛抱強いために他者に助けを求めることもなく、ストレスを抱え込む状態にある。

(4) 心理的ニーズに関するアセスメント (社会心理)

　Eさんは入院して間もないために、病院スタッフとは馴染みの関係ができておらず、それまで頼りにしていた家族と離れており、人間関係にストレスを抱えている。他者に言葉で伝えようとしても伝わらない心理的な苦痛が、食事摂取やリハビリテーションの拒否として現れ、意欲の低下を招き、入院生活や治療継続に支障をきたしている。

　週末には、長男・次男夫婦の面会があるが、事情で妻の面会はなく、寂しさや不安感が強い。呂律困難が強いために、言葉が出にくく、他者に訴えを理解してもらえないため、途中で話すことを諦めることも

あり、苛立ちや落胆がある。

➡ [step3] 看護問題
「本人の視点からの看護問題と看護目標」

看護問題	看護目標
①入院や治療、脳梗塞発症による身体的障害に対する不安、「くつろぎ」「愛着（結びつき）」のニーズが満たされないことによる混乱やせん妄	安静・点滴・リハビリテーション等の入院治療を安全に続けられる
②脳梗塞発症による身体的障害、ADLの低下、他者の援助を受けることによる「アイデンティティ」のニーズが満たされないことで、治療拒否や意欲の低下を招いている	心身の苦痛が緩和され、治療やリハビリテーションへの意欲を持ち続けることができる
③脳梗塞発症による身体的障害や心理的ニーズが満たされないことから心身の虚弱が起こり、元の生活の場に戻ることができない可能性がある	心身の虚弱から回復し、元の生活の場に戻ることができる

➡ [step4] 看護計画
「本人の視点からの看護計画」

【安静・点滴・リハビリテーション等の入院治療を安全に続けられる】

・症状を他者に伝えることが難しいため、表情や行動、発言などの少しの変化を捉え、異常の早期発見に努める。

・現状の治療状況を理解できるように、短文でゆっくりと繰り返し説明する。記憶障害を補うために、説明したことを文字で示し、見える位置に貼っておく。

・治療や検査の説明などは、短文でゆっくりと行い、同意を得る。

・安心感が持てるように、血圧・体温の測定時に、その結果を伝える。

・襟元から点滴ルートを出すなど、ラインが視界に入らないように工夫をする。

・点滴挿入部には、点滴が入っていること、触らないでほしいことを書いたテープを貼り、治療をしていることを視覚的に示し、記憶障害を補う。

【心身の苦痛が緩和され、治療やリハビリテーションへの意欲を持ち続けることができる】

・身体拘束を早期に解除する。

・馴染みの関係を早期に築くため、訪室回数を増やし、挨拶をするとともに、名前と担当であることを伝える。
・構音障害のため、聞き取れる言葉を反復し、本人の訴えや想いを理解する。
・身体障害をどのように感じ、理解しているか確認する。
・自宅から馴染みのものを持参してもらい、病室環境を整える。
・24時間リアリティオリエンテーション、「時計とカレンダーを確認できる場所に置く」「朝に光を浴びることができるようにカーテンを開ける」「ベッド位置などの環境調整を行う」などによりサーカディアンリズムを整える。
・ベッドから離れて過ごす時間をつくり、活動と休息リズムを整える。
・安全に車いす移乗できるように、健側にＬ字柵を設置し、ベッドの高さを調整する。
・治療やリハビリテーションに伴う疲労度を評価し、昼食後の午睡やリハビリ後の休息を促す。
・夕方にテレビで相撲を見ることのできる環境を整え、日課とする。
・リハビリテーションやケアなどは、同意を得てから行う。
・どこで何をして過ごしたいか、本人の意向を確認する。
・デイルームで過ごすときは、定位置でいつも同じ、肘つき椅子を準備する。
・ＰＴ・ＯＴと連携し、リハビリテーションの進行に合わせて病棟での日常生活活動を拡大する。
・本人の持てる力を活かせるケア方法をチームで統一する。
・排泄サインを捉え、確認を行い、トイレ誘導する。
・リハビリの成果を伝え、リハビリの目標をわかりやすく説明する。
・日常生活動作の変化や進歩に対して、肯定的な言葉をかける。
・家族との面会調整を行う。

【心身の虚弱から回復し、元の生活の場に戻ることができる】

・入院前に受けていたサービスを確認する。
・退院後の療養場所について本人の意向を確認する。
・主介護者の健康状態と介護負担について確認し、家族の意向を確認する。
・ケアマネジャーと情報交換をする。
・多職種カンファレンスを行い、目標を共有する。
・家族が面会に来たとき、リハビリテーションを見学してもらい、在宅療養に向けて調整する。

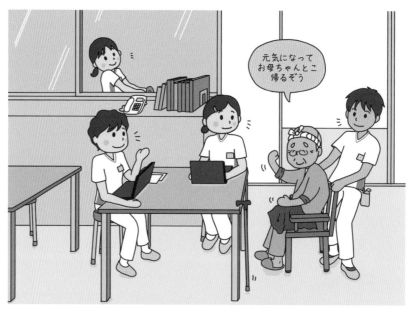

元気になってお母ちゃんとこ帰るぞう

チームみんなで関わって信頼関係ができ、Eさんの顔に笑顔が戻った

⟫ [step5] 評価 「本人の視点からの看護過程の全体の評価」

Ⅴ （人々の価値を認める）高齢者の想い、"その人"の意思を引き出していたか？

入院当初、Eさんが「帰る、おかあちゃん」と訴え、帰宅願望が強かったとき、「帰りたいのですね」と本人の訴えを反復し、タッチングをしながら傍らに付き添った。

入院5日目、リハビリテーションを拒否したEさんは、表情が厳しく興奮しながら「‥‥‥‥」と訴える。呂律困難のためになかなか聞き取れなかったが、「ウソばっかり」と聞き取れ、タッチングをしながら、「ウソばっかりと思うのですね」とEさんの想い引き出した。Eさんの言葉を反復し、タッチングをしながら寄り添うことで、Eさんの想いを引き出し、表情も和らいでいったと考える。

Ⅰ （個々の独自性を尊重する）高齢者が自分の居場所があると感じられる環境があったか？

Eさんの「ウソばっかり」という言葉からは、「ここは心地よい環境ではない」「受けたい治療ケアではない」と訴えていると考えられた。ベッドからの立ち上がりによる転倒を心配した看護師たちはEさ

んに安全ベルトを装着したが、チームで身体拘束解除の方向で検討して実践した。そして、座り心地のよい肘つき椅子を準備し、Eさんお気に入りのデイルームの定位置で過ごしてもらった。

治療やリハビリテーションによる疲労に配慮し、昼食後の午睡やリハビリ後の休息を促し、その都度、Eさんに「どこで過ごしたいか」を確認した。Eさんは、デイルームで過ごすことを好み、看護師をはじめチーム全体でEさんに声をかけるようにした。1人で過ごすことが苦手なEさんにとって、みんなから声をかけてもらえる、そこが安心できる場所となったと考える。

P（その人の視点に立つ）高齢者の視点を理解するために本人の想いを聞いたか？

Eさんの想いは「早く帰りたい」であった。疾患や症状の説明、リハビリテーションを続け、早く退院できるように支援することを、わかりやすい言葉で繰り返し説明した。

Eさん自身で食事摂取できるようにテーブルの高さを調整し、食器の工夫を行い、リハビリの成果を病棟での日常生活活動に取り入れる計画を実施した。その結果、Eさんは自身で食事摂取ができ、1日数回トイレでの排泄ができるようになった。看護師はそれを「リハビリの成果である」とEさんに伝えた。

Eさんは、排泄支援を受けることに申し訳なさそうな表情をされることが多いため、できることが増えていることを実感してもらえるように対応した。リハビリ意欲を向上させ、自宅に退院できた。

S（相互に支え合う社会的環境の提供）心理的不安や自尊感情を回復する社会心理的ケアを行えたか？

Eさんの表情や行動に注意し、できるかぎり多く声かけを行った。これは「Eさんが居ることを知っている」というサインを送り、「ひとりではない」と思えるように意図した対応である。また、夕方にほかの患者と相撲を視聴してもらうことを日課として、他の人の輪に入れるように環境調整をした。リハビリテーションの成果を伝え、共に喜び合うことで、Eさんの笑顔がみられるようになった。

◆本事例から引き出される パーソン・センタード・ケアの視点

脳梗塞では、脳の器質的な障害により、身体的障害が起こり、それ

までできていた多くのことが失われる。山内（2007）は、片麻痺を伴う脳血管障害患者は、発症から約2週間に、身体の異変、置きどころのない身体、自分のものではない麻痺した手足を感じ、戸惑いや絶望感を有し、夢と幻覚を経験していると述べている。Eさんも、突然動かなくなった右手足に異変を感じ、絶望感と不安が増幅し、せん妄を起こしたと考えられる。

　当初、看護師たちは、安全管理の視点中心にケアを実施した。心理的ニーズが満たされないEさんは、治療やケアを拒否した。せん妄からの回復支援と身体拘束解除についてチームで話し合いを重ね、Eさんの想いや意向を確認し、Eさんの望むケアを考えた。

　構音障害のあるEさんの訴えや想いを理解するために、聞き取れた言葉を反復することでコミュニケーションをとり、Eさんの代弁者・理解者になれるように努めた。

【引用文献】

1）厚生労働省：認知症の人の日常生活・社会生活における意思決定支援ガイドライン，2018.
　　https://www.mhlw.go.jp/file/06-Seisakujouhou-12300000-Roukenkyoku/0000212396.pdf

【参考文献】

1）鈴木みずえ：認知症高齢者のもてる力を引き出す看護　認知症のパーソン・センタード・ケア，老年看護学，19（1），p.14-18，2014.

酸素マスクを外してしまう急性呼吸不全の高齢者

日本赤十字社 石巻赤十字病院 老人看護専門看護師　**日向 園惠**　Sonoe Hinata

本事例のポイント

①急性呼吸不全により、死の恐怖を体験している高齢者の置かれた状況を理解する
②高濃度酸素療法中での「食べたい」「家に帰りたい」を叶えるためのエンド・オブ・ライフ・ケアの実践
③本人と家族の揺れ動く意思決定に寄り添うアドバンス・ケア・プランニング（ACP）の実践

事例：Fさん／90歳代女性／要介護1／突発性肺線維症

Fさんは、突発性肺線維症の終末期で、急性増悪にて入院となった。ステロイド性糖尿病もある。夫と娘夫婦と孫夫婦の6人家族で、7L／分での在宅酸素療法中。訪問看護で入浴介助を受けていた。

入院時、ベッド上での軽微な動作でもSpO_2が60％台まで低下し、急性呼吸不全状態を呈していた。常に苦悶様の表情で、口呼吸でハカハカと苦しそうにしていて、声をかけても発語は見られない。

Fさんは、臨床診断から4年経過し、外来通院時から「人工呼吸器はつけない」「挿管はしない」「家で最期まで過ごしたい」と明確な意思表示をしていた。その意思を尊重し、治療はステロイドパルス療法と抗生剤投与、酸素療法にて経過をみる方針となり、「予後はかなり厳しい」と主治医より家族に説明があった、主介護者の娘も残された時間が少ないことは覚悟していた。

【Fさんへの"看護"の場面】

緊急入院となったFさんに対する入院中の"看護"の場面は、大き

く3つの時期に分けられる。

[第1期] 急性呼吸不全の治療とケア

急性増悪の状態が回復可能か（可逆性があるか）判断が難しい状況であり、身体治療と看護ケアが優先された時期である。ステロイドパルス療法や抗生剤投与、高濃度酸素療法が開始され、7〜15L／分リザーバーバッグ付き酸素マスク（以下：RM）を使用する状況であった。

夜間になると呼吸困難や窒息感が強くなり、混乱を起こす状況が続き、昼夜逆転が見られた。混乱などの精神状態の緩和について医師と相談し、漢方薬が処方となる。Fさんの身体的苦痛や心理的ニーズを把握するために信頼関係を築いた時期である。

[第2期] 心理的ニーズを満たし、入院生活の安定をめざす

本人の視点から心理的ニーズが満たされないことによるせん妄に対処して安定した入院生活をめざした時期である。入院数日後にステロイドパルス療法や抗生剤の治療が奏功して呼吸不全状態が改善に向かい、酸素療法は7L／分リザーバー付き鼻カニューラ（以下：OM）に変更することができた。Fさんは強く食欲を訴えており、せん妄の改善をめざして睡眠覚醒リズムを整え、心理的ニーズを満たすためにも、経口摂取にチャレンジしたいと考えた時期である。

[第3期] アドバンス・ケア・プランニング（ACP）の実現に向けた意思決定支援

今後や退院に関して、本人と家族の意向を尊重して話し合う時期である。Fさんは毎日のように「家に帰りたい」と繰り返し訴えていた。しかし、面会に来た娘は「連れて帰りたい気持ちもあるけれど、そんなの無理ですよね？　難しいです……」と話す。Fさんの想いと、家族の予後や介護に対する不安な気持ちに揺れ動く想いを支え、Fさんにとっての最善を考えた時期である。

⮞ [step1] 情報収集

(1) Fさんが置かれた状況「身体面の把握」

体温36.6度、血圧154／92mmHg、脈拍114回／分、呼吸数49回／分、ベッド上での軽微な動作でも酸素飽和度（SpO_2）が60％台まで低下し、呼吸不全状態を呈している。呼吸音は両肺野に捻髪音が聴取され、黄色粘稠痰あり。酸素療法は7L／分RMを使用している状況である。入院当日の夜間は幻覚や混乱が見られ、無意識にマスクを外してしまい、SpO_2 が70％台まで低下、苦しさからパニックにな

る悪循環を起こしていた。入院前の内服薬は糖尿病薬（3種類）、高脂血症薬、抗ヒスタミン剤、ベンゾジアゼピン系抗不安薬、ビタミンB12、消化性潰瘍用剤、鎮咳・去痰剤、カルシウム拮抗薬、合成抗菌薬、解熱鎮痛消炎剤、漢方薬（神経痛などの痛み止め）など14種類あった。

(2) Ｆさんの「心理的ニーズの把握」

1. 軽微な労作での呼吸困難のために、死の恐怖を体験し、「くつろぎ」のニーズが激しく脅かされる

　ベッド上での寝返りなどの軽微な労作でも激しい呼吸困難が見られ、緊急入院となる。痰の貯留もあり、吸引や口腔ケアでのストレスや不安を感じている状況で、「くつろぎ」のニーズが脅かされている状況にある。幻覚も見られ、低酸素血症によるせん妄の可能性もある。

2. 低酸素血症による呼吸不全が急速に進行し、食べることが生きがいであったＦさんにとって、自分が自分でなくなる・自分で決められなくなる・自分の思い通りにならない入院生活で「アイデンティティ」が脅かされる

　Ｆさんは、軽度の記憶障害や見当識障害はあったが、外来通院時から自分の病気のことはある程度理解できており、「もしものとき、人工呼吸器はつけない」「家で最期を迎えたい」と明確に自分の意思表示をしている。しかし、呼吸不全を呈しており、意識状態も朦朧としている状況が続くことで、自分で決められないことが増えることも予想され、「アイデンティティ」が脅かされる状況になる。

　入院前は食べることを楽しみにしており、入院翌日には「ごはんはまだ食べられないの？」「食べさせて！」「ごはんも食べさせないで、ここはなんていうところなの！」と、やや興奮気味に食欲を強く訴えている。低酸素血症による呼吸不全が急速に進行し、食べることが生きがいであったＦさんにとって、食事を摂れないことで自分らしさである「アイデンティティ」が激しく脅かされている状況である。

3. 緊急入院で家族と離れ離れになり、入院前の生活で本来満たされていた家族との「愛着（結びつき）」、障害のある夫や孫を気遣う役割を果たせないことでの「たずさわること」「共にあること」が脅かされる

　入院前は、夫と娘夫婦と孫夫婦の3世代6人の暮らしであり、特に身体が不自由で車いす生活の夫のことを気にかけ、お互いを支え合いながら生活していた。入院してからは「○○（娘の名前）はどこ？」「お父さんは？」などと家族のことを尋ねる様子や、「家に帰りたい」と訴えている。安心できる家族と離れ離れになり、また妻として母親

として祖母としての役割を果たせないことで「愛着」「たずさわること」「共にあること」が脅かされている。

→ [step2] アセスメント

(1) 疾患と治療および認知機能に関するアセスメント（身体疾患）

　「脳の障害」については、認知症の診断はないが、食事をしたことを忘れて「まだごはんを食べさせられていない」などと最近のできごとを忘れたり、日付や季節感が曖昧だったりする。夫や娘夫婦や孫など身近な家族のことはわかる。

　一方、「身体の健康状態（身体疾患）」については、突発性肺線維症の終末期で急性増悪での入院である。特発性間質性肺炎（IIPs）は原因を特定しえない間質性肺炎の総称であり、特発性肺線維症（IPF）などの7疾患に分類される。特に、急性増悪を来たした後の平均生存期間は2カ月以内と予後不良とされている[1]。緩和ケアの実践として、予後と病状を考えながらFさんの意思を尊重した最善をめざすことが必要である。

　既往歴には、ステロイド性糖尿病があり、糖尿病薬を含めて内服薬が14種類と多剤併用になっていた。環境の著しい変化や家族と離れた寂しさや耐え難い呼吸困難感から、幻覚が見られ、やや興奮した様子で末梢点滴ラインを抜去して酸素マスクも外してしまった。特に夜間にかけて不安が増強し、睡眠パターンの混乱も見られる。治療で使用したステロイドや入院前から内服していたベンゾジアゼピン系抗不安薬による影響、低酸素血症によるせん妄の可能性も考えられた。さらに、入院直後の採血結果で、血糖値が379mg／dlと高血糖になっており、せん妄の直接因子として影響した可能性がある。

(2) 生活機能に関するアセスメント（生活歴）

　「生活歴」は、洋裁の仕事を長年行っており、手先が器用で家事全般も突発性肺線維症になって息切れがひどくなるまでは一手に担っていた。食べることが大好きで、娘が仕事を辞めて介護を担うようになってからも、3度の食事は残さず食べていた。

　一方、「身体の健康状態（ADL）」については、入院前は家の中で手すりにつかまりながらトイレに移動できていたが、時々失禁も見られ、リハビリパンツとパッドを使用し、後始末は自分で行うも、時々娘が手伝っていた。入浴は好きで訪問看護を利用して、週2回入って

いた。外出はほとんどせず、通院のときのみ車いすでの介助を受けていた。食事はセッティングすれば自分で食べていた。

　入院してからは、呼吸困難が強く、終日ベッド上で過ごしており、ADL は全介助の状態。排泄は尿道カテーテルが留置となり、オムツを使用している。高濃度酸素療法の状況のため、食事は絶食となっており、「アイデンティティ」の心理的ニーズが満たされないことが、かえって混乱や時間の見当識障害を助長させていることが考えられた。

　痰の量も少なくなり、発声も可能であり、「嚥下機能は十分保たれている」と判断できたため、高濃度酸素療法の状況の下での効率的で安楽な経口摂取の方法を、医師・リハビリスタッフらとともに検討する。

（3）価値観、過去の体験に関するアセスメント（性格傾向）

　娘の話によると、Ｆさんは他人の世話になるのは嫌だと言って、介護保険のサービスも訪問看護のみの利用であった。夫が病気で身体が不自由になったため、洋裁の仕事を頑張って家族を支えてきた頑張り屋である。その分、娘にも厳しく、要求も多いとのことであった。

　呼吸困難により活動性が低下し、今まで人に頼らず頑張って自分で行ってきた日常生活行動やセルフ行動も他者の援助を必要としている。自分でできることが少なくなっていることに対して、苦痛を感じ、それが混乱を助長させている可能性もある。そのことを十分に理解しながら、生活歴とも合わせて、Ｆさんが誇りをもって本人らしく最期まで過ごせるように、できることを見極めながらケアを工夫していく必要がある。

（4）心理的ニーズに関するアセスメント（社会心理）

　混乱状態を起こしている原因は、強烈な呼吸困難と窒息の恐怖だと思われる。点滴や酸素マスクも苦痛になって外してしまい、吸引や口腔ケアも関係性のできていない看護師からされることでのストレスや不信感を抱いている。さらに家族の顔が見えないことでの不安や孤独感を感じている。

　普段の生活では大家族で過ごしていたため、緊急入院での個室生活は、刺激が少なく孤独感を感じやすい。特に夜間は暗闇で中途覚醒した際に、誰もいない環境に状況を把握できず、混乱を招きやすい。

　そんなＦさんに対して、看護師も「混乱していて酸素を外してしまうと、本人が苦しくなるから」と、表面的な行動に対する対応に目が向きがちである。しかし、混乱の原因となっている人間関係や物理的な環境が苦痛を与えている事実を確認する必要がある。

　まずはFさんとの信頼関係が築けるように、ベッドサイドに足を運び、顔と名前を知ってもらい、関係性をつくっていく。そして、病状が安定してきたら、個室から多床室への移室も検討し、不安の軽減を図っていく必要がある。

● [step3] 看護問題 「本人の視点からの看護問題と看護目標」

看護問題	看護目標
[第1期] 急性呼吸不全の治療とケアの時期（混乱の時期）	
①軽微な労作での呼吸困難や窒息感による死の恐怖の体験による混乱	安楽な体位や安定した酸素療法が受けられることで呼吸困難が軽減できる
②低酸素血症・薬剤・高血糖や吸引・口腔ケアによるストレスで「くつろぎ」のニーズが満たされないことによるせん妄	酸素療法や点滴など、入院治療を安全に続けられる
[第2期] 心理的ニーズを満たし、入院生活の安定をめざす時期（安定の時期）	
③食べられない状況が理解できず、「アイデンティティ」が脅かされることによるストレスやスタッフへの不信感	経口摂取できることで満足感が得られ、ストレスや不信感が解消できる
④緊急入院で家族と離れ離れになり、「愛着」「たずさわること」「共にあること」が脅かされることによる不安	家族との絆が感じられ、安心した入院生活が送れる
[第3期] ACPの実現に向けた意思決定支援の時期（退院の時期）	
⑤突発性肺線維症終末期による人生の最終段階における意思の尊重	Fさんと家族の今後の生活に対する不安が解消し、意思が尊重できる

　以上の「看護目標」を実現するためには、関わる多職種チームメンバー（医師・看護師・ケアワーカー・リハビリスタッフ・薬剤師・退院調整看護師等）の間でケアが統一できるように、ケア内容をカンファレンスや電子カルテの伝言コメントを活用し、情報共有を行う。

● [step4] 看護計画 「本人の視点からの看護計画」

　「第1期：急性呼吸不全の治療とケアの時期」における看護計画は以下の2点である。

【死の恐怖の体験による混乱→安楽な体位や安定した酸素療法が受けられることで呼吸困難が軽減できる】

・可能な限りそばに付き添い、話しかけて安心感を持ってもらう。

・特に夜間は不安が強くなるので、明かりは全て消さずに薄明りをつけておく。
・事前に医師と情報共有を行い、呼吸困難が強い場合は酸素流量の増減ができるように、指示を確認しておく。
・頭部をギャッチアップし、セミファーラー位や起坐位で、呼吸が安楽な体位を調整する。
・SpO_2や脈拍を本人が気にならないようにモニタリングし、酸素化の悪化を未然に防ぐ。
・副腎皮質ホルモン製剤（ステロイド薬）の確実な投与と副作用の出現に注意する。

【「くつろぎ」のニーズが満たされないことによるせん妄→酸素療法や点滴など入院治療を安全に続けられる】

・幻覚や酸素マスクや点滴を外してしまっても、その行為を否定せずにつらさを受け止め、手を握って不安の軽減に努める。
・吸引や口腔ケア・点滴の必要性を短い言葉で繰り返し伝える。
・不必要なライン類を早期に抜去できるように検討する。
・入院前は鼻カニューレを使用しており、マスクによる圧迫感やイメージがつかないことも考えられるので、鏡を使用して装着している姿を実際に見てもらう。
・口腔ケアで爽快感が感じられるように、Fさんが好きなリンゴ味の洗口液や口腔ケア用品を使用する。
・副腎皮質ホルモン製剤の使用や活動性の低下によって不眠になりやすいため、活動と休息のバランスを図る。
・高血糖や低血糖などの代謝異常の早期発見に努める。
・見当識を補うように、時計やカレンダーを配置し、時間や場所を補う会話を心がける。
・現状の治療状況が理解できるように、言葉だけでなく、イラストや紙に書いたボードを用いてコミュニケーションを図る。

　「第2期：心理的ニーズを満たし、入院生活の安定をめざす時期」における看護計画は以下の2点である。

【「アイデンティティ」が脅かされることによるストレスやスタッフへの不信感→経口摂取できることで満足感が得られ、ストレスや不信感が解消できる】

・SpO_2のモニターを見ながら酸素化が悪化したら、一旦食事を中止

してRMに変更し、OMの上からRMを二重で流しながら、声がけをして呼吸を整えてもらう。

・酸素化が安定しているときは、自分で食事を摂取してもらい、満足感を得る。

・食事介助では1人のスタッフが専念できるように、ナースコールや他患者の対応を周りのスタッフが協力し合う。

・カーテンを閉め、TVを消して食事に集中できる環境を整える。

・ベッドは50度以上にギャッチアップし、首が後屈しないようにマクラを使用して体位を整える。

・1つの食材を勢いよく大量に口の中に入れる様子が見られるので、傍に付き添い、「ゆっくり食べましょう」と声がけを繰り返す。

・スプーンは小さめのティースプーンにして、一口ですくう量が少なくなるように調節する。

・経口摂取時の酸素療法の方法や食事介助方法を他の看護師とカンファレンスにて共有し、ケアを統一して行う。

・便秘がないか観察し、排便コントロールを図る。

【家族との「愛着」「たずさわること」「共にあること」が脅かされることによる不安→家族との絆を感じられ、安心した入院生活が送れる】

・自宅から馴染みの物を持参してもらい、病室環境を整える。

・家族の写真を持参してもらい、そのことを話題に会話を楽しむ。

・家族の面会があるときには、入院中のFさんの様子を伝え、不安の軽減を図る。

・Fさんが会いたいと思っている夫の面会を娘と協力して計画する。

・ナースコールを押す方法をイラストを用いて繰り返し伝える。

「第3期：ACPの実現に向けた意思決定支援の時期」における看護計画は以下の1点である。

【突発性肺線維症終末期による人生の最終段階における意思の尊重→Fさんと家族の今後の生活に対する不安が解消し、意思が尊重できる】

・Fさんと家族の今後の受け止め方や不安について把握し、想いや感情が表出できるように支援する。

・Fさんの「家に帰りたい」という想いを叶える方法を検討する。

・家族もケアの対象者として、信頼関係を築けるように家族の想いを

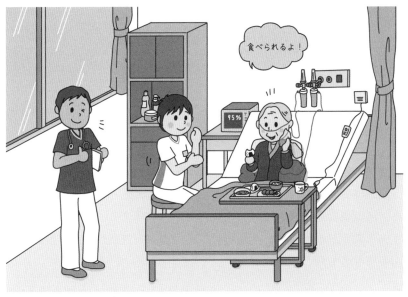

Fさんは"持てる力"を発揮して、「口から食べる楽しみ」を取り戻した

じっくりと傾聴する。

・家族の不安や負担感を軽減するように、Fさんの今後が具体的にイメージできるように、適切な助言を行う。

・必要に応じて、退院調整看護師と直接話ができるように調整する。

・Fさんと家族の関係性を支える。

・家で過ごすために必要な社会資源やサービスの情報を提供する。

・主治医と相談し、在宅酸素療法の変更を検討して、7L 器を 2 台準備する。

・自宅に帰ってから管理しやすいように、薬剤の調整を主治医や薬剤師と相談する。

→ [step5] 評価
「本人の視点からの看護過程の全体の評価」

Ⅴ （人々の価値を認める）高齢者の想い、"その人"の意思を引き出していたか？

　呼吸不全による呼吸困難やせん妄の背景にある、Fさんの想いや意思を引き出して実現するための方法を一緒に考えて引き出せたか？

　Fさんの起こした混乱やせん妄の促進因子として、死の恐怖を体験し、「くつろぎ」の欠如で不安やストレスが考えられた。そこで、その日の担当となった看護師が可能な限りそばに付き添い、話しかけて

安心感を持ってもらうよう関わり、幻覚を起こしたり、酸素マスクや点滴を外してしまっても、否定せずにつらさを受け止め、手を握って不安の軽減に努め、信頼関係を築くことができた。急性呼吸不全やせん妄の改善につながった。

I　（個々の独自性を尊重する）高齢者が自分の居場所があると感じられる環境があったか？

Fさんなりのケアへの参加の方法等を計画・実施できたか？

高濃度酸素療法を行っている状況で不可能と思われていた経口摂取を、酸素器具を工夫して環境を整えることで叶えることができた。Fさんも満足感が得られ、睡眠覚醒リズムも整うことができ、混乱やせん妄が改善した。

P　（その人の視点に立つ）高齢者の視点を理解するために本人の想いを聞いたか？

入院したことや治療を受けること、症状への対処など、過去の体験等も含めてFさんの想いを聞くことができたか？

「家で最期を迎えたい」というFさんの意思を支えるために、娘の不安や揺れ動く気持ちを受け止め、じっくりと話を傾聴する機会を何度も設けた。娘は「これからの介護が続くだろうか？　応えたいけれど応えられるだろうか？　と思ってきたけれど、ケアマネジャーさんをはじめ、訪問看護師さんや訪問診療を行うドクターなど皆さんの力を借りれば、なんとか介護していけそう。気持ちよく看送りたい」と話し、自宅への退院を決めることができた。

退院調整看護師をはじめとする地域のケアマネジャーなど多職種で話し合いを重ね、不安の軽減に努めることができ、Fさんの意思を支えることができた。

S　（相互に支え合う社会的環境の提供）心理的不安や自尊感情を回復する社会心理的ケアを行えたか？

Fさんの不安を解消するためにコミュニケーション方法を工夫したか？　ケアを通して塞ぎ込みが解消され、他者との関わりが促進されたか？　高齢者ができることは可能な限り自分で行うことができるように支援したか？

Fさんは、家族との「愛着」「たずさわること」「共にあること」が脅かされることによる心理的不安が強かった。そこで、自宅から馴染みの物や家族の写真を持参してもらい、そのことを話題に会話を楽し

むことを繰り返した。

また、ナースコールを押す方法を、イラストを提示して繰り返し伝えた。入院当初は日付や場所の見当識障害も見られたが、「トイレに行きたい」とナースコールを押してくれるようになり、差し込み便器を使用してベッド上ではあったが呼吸困難を起こすことなく排便もできた。本人のできることを見いだし、できることを可能な限り自分で行ってもらえた。

⇒ 本事例から引き出される パーソン・センタード・ケアの視点

Ｆさんの事例のように、急性呼吸不全による低酸素血症で入院直後から混乱やせん妄を発症し、酸素マスクを外してしまい、呼吸困難が悪化するなどの状況が見られる場合がある。

このとき急性期病院の看護師のよくある対応として、「酸素マスクを外してしまうと酸素化が悪化し、かえって呼吸困難が強くなるので、酸素マスクを外せないようにミトンを装着する」、または「抗精神病薬を使用しての鎮静を医師と相談する」など、患者にとって良かれと思って「行動を抑制しよう」と考えるかもしれない。

しかし、患者を"ひとりの人"として捉え、その人の視点に立って考えてみれば、「死の恐怖を体験し、苦しんで混乱している人」と理解できるのではないだろうか？　もし自分が同じ立場で息が苦しくて死の恐怖を体験していたら、同じように不安で混乱してしまうだろう。看護師は身体疾患の治療やケアにばかり捉われがちだが、患者の心理的ニーズにも目を向けて、原因の根本を考えていくことで、パーソン・センタード・ケアに基づく看護につながる。

Ｆさんの場合は「酸素マスクを外してしまうという行動」の背景にある死の恐怖が「くつろぎ」のニーズを脅かし、「家族のそばで、口から食べる楽しみを最期まで続けたい」という、「アイデンティティ」や「愛着」の心理的なニーズを満たしておらず、そのことが原因となって混乱を招いていた。

当初、看護師は皆、Ｆさんが希望する経口摂取は「高濃度酸素療法を行っている状況では不可能」と判断していたが、身体疾患のアセスメントとともに、心理的ニーズを満たすケアを実践することで、Ｆさんの"持てる力"が発揮でき、急性呼吸不全の改善や大好きな食事摂取を可能にした。そして、家族のそばで最期まで本人らしく生ききることにつながった。

急性期病院の看護師には、どんな状況下でも高齢者の生きる希望や強みを見いだし、高齢者の言葉として発せられた「口から食べる楽しみ」や「家に帰りたい」というニーズ、そして本人の願いを叶えることを簡単に諦めずに、多職種と協働しながらチャレンジし続けていくことが求められていると思う。

【引用文献】

1）難病情報センター：診断・治療指針　突発性間質性肺炎（指定難病 85）
　　https://www.nanbyou.or.jp/entry/302

4-7

前頭葉機能低下のある摂食困難高齢者における食支援

公益財団法人日本生命済生会日本生命病院 救急総合診療センター
診療看護師（プライマリ・ケア）／老人看護専門看護師　**長瀬 亜岐** Aki Nagase

本事例のポイント

①前頭葉機能の低下のために「食べたい」という気持ちが抑えられなくなり、過食や窒息を引き起こすリスクがある
②認知機能低下に関連した摂食嚥下障害のアセスメントとケア
③摂食嚥下障害の先行期障害における視覚情報の調整や環境調整
④むせがあっても、窒息や肺炎にならなければ素早く食べることを許容する

事例：Gさん／70歳代男性／要介護3／認知症、高血圧症ほか

　Gさんは、妻と長女家族と同居。既往としてラクナ梗塞、加齢黄斑変性症がある。ショートステイ中の昼食時に肉団子を喉につまらせて救急搬送された。苦悶様の表情であり、呼吸音は断続性ラ音が聴診され、胸部CTで気道異物、右下葉に肺炎像を認めたため、誤嚥性肺炎の診断で入院となった。家族の介護負担があり、ショートステイを利用しはじめたところであった。

　ADLは、やや小刻み歩行ではあるが、車いすを押して歩行可能であった。食事はセッティングで可能。排泄は尿意の訴えがあると自宅では妻がトイレまで手つなぎで移動介助していた。

　入院3日目に食事が開始されたが、お皿ごと口に持っていき、食べるスピードが早いため、看護師が「ゆっくり食べてください」と声をかけると怒り出した。

【Gさんへの"看護"の場面】

　入院3日目、発熱もなく、酸素投与も中止となり、昼食時より食事

が開始された。看護師が配膳したところ、スプーンを使用せず、お粥の器を持ち、直接口元へ流し込むように食べ始め、むせこんだ。慌てた看護師は、大きな声で「Gさん！　危ないです。また窒息します！」と、Gさんが食べている器を取り上げた。するとGさんは「あ？！」と怒り出し、目の前にあった副食のお皿を持つと、同じように直接流し込むように食べ始めた。看護師は、「ゆっくり食べてください」と声をかけるが、聞き入れることなく、口の中に次々と入れていき、飲み込みが終わらないうちに詰め込む。

看護師はGさんがスプーンに気づいていないことが原因と考えて、スプーンを手渡した。Gさんはスプーンを持ち、お粥の上に副食を全部のせて、かき込みながら食べ始めた。その後、急にむせこみ始めた。看護師は「食事を自身で摂取してもらうのは危険だ」と判断し、食事介助をしようとしたが、Gさんは口を開けなかった。それでもなお、看護師が口の中にスプーンを入れようとしたところ、Gさんは口を固くつぐみ、唾を吐き出した。やむをえず看護師は食事を下膳した。

[step1] 情報収集

(1) Gさんが置かれた状況「身体面の把握」

Gさんは誤嚥性肺炎の診断で入院となった。救急外来で食物残渣が多量に吸引された後には、経鼻カニューレ2L／分でSpO$_2$が94％であったため、輸液療法と酸素療法が行われた。治療は禁食で抗菌薬治療・輸液療法・酸素療法が行われた。

Gさんは医師の指示で絶食になった。元々、食事が好きな人であったため、食事が出てこない状況に対して空腹や不満を訴えていた。入院3日目、採血結果からも感染徴候の悪化を認めないこと、呼吸状態も呼吸回数が15回／分でSpO$_2$はルームエアで97％と酸素化が改善したことから、昼より食事が開始となった。

Gさんは覚醒しており、ベッド上で食べられるようにとヘッドアップした状態。配膳されるまでの間、音や人の声が気になり、注意が散漫になっていた。目の前に食事が置かれると、食べるスピードが早く、かきこむように口の中に溜め込み、ゴホゴホとむせていたため、吸引が行われた。

Gさんの認知症の原因疾患については、かかりつけ医の診療情報提供書の診断名には「高血圧症、ラクナ梗塞、アルツハイマー型認知症（？）」との記載があった。

(2) Gさんの「心理的ニーズの把握」

1. 緊急入院によっての環境変化や呼吸苦により、くつろぎのニーズが脅かされる

　Gさんは窒息による誤嚥性肺炎で緊急入院となった。呼吸苦もあり、入院翌日には37.8度の発熱を認めた。入院時は声をかけても開眼するのみで、発語はみられない状況であった。誤嚥性肺炎による低酸素状態、吸引、酸素カニューレや点滴などが行われていた。

　吸引の際には「動かないでください」と看護師に手を抑えられ、恐怖心からGさんが動こうとすると、さらに力強く押さえつけられた。るため、Gさんにとっては心理的ニーズの「くつろぎ（やすらぎ）」が脅かされている状況であった。

2. 環境変化から、入院前の生活で本来満たされていた「愛着（結びつき）」「共にあること」が脅かされる

　Gさんは自宅では、最近になってパーキンソニズムが目立ち始めてきたが、妻が付き添って小刻み歩行でトイレに行き、排泄をしていた。1カ月前ごろから夜間頻尿になり、妻は夜中に何度も起こされてしまい、介護負担が大きくなったためショートステイを開始した。

　Gさんは、もともと几帳面で物静かな性格であまり話はしなかったが、妻に対して気が短くなってきていた。しかし、何も言わなくても妻が世話をしてくれることから妻への信頼が最も厚い。毎日、規則正しい生活を送っており、朝7時・昼12時・夜18時と決まった食事時間に席につき、休日は長女家族と一緒に食事をすることを楽しみにしていた。朝9時から散歩にしていたが、転倒することが増えてきたため、半年前から嫌々ながらデイサービスに行くようになった。デイサービスでは1人で過ごすことが多かったが、送迎中の男性職員と野球の会話を楽しんでいた。入院で、このような規則的な日常生活が行えない状況は「愛着（結びつき）」の欠如につながる。

　入院病棟の看護師は「Gさんはパーキンソニズムがあり、認知症である」という情報を得たため、入院時のスクリーニングにおいて「転倒」と「せん妄」のリスクが高いと判断し、ベッドセンサーを使用した。Gさんが動くたびに看護師が様子を見に来るが、Gさんに声をかけることもなくすぐに立ち去り、次々と看護師が変わるため、Gさんにとっては「愛着」を持てる信頼できる関係を形成できる人がいない状況であった。

3. 窒息のリスクを捉える看護師と本来自分で食べたいという意欲のあるGさんにとっての「アイデンティティ」や「たずさわること」

が脅かされる

　Gさんは窒息・誤嚥性肺炎で入院したため、禁食となっていた。入院3日目に食事が始まったが、食事は自立していることを認識されていなかった。このためGさんは食事が来るまでのあいだにベッド上で起こされた状態で待たされて、そこに看護師が突然ビニールエプロンをつけにくるのだった。Gさんは不安になり、「おーい」と呼ぶが、カーテン越しから看護師が「ごはんがくるのでそのまま待っていてくださいね」とすぐに立ち去るので、Gさんはさらに不安が強まった。Gさんにはカーテンで外の状況がわからない中で、ビニールエプロンがカサカサする音、外からの足音や人の声だけが聞こえているため、Gさんは落ち着かなかった。

　配膳された食事を目の前にして食べ始めるが、空腹のため食事のスピードが速かった。それを見た看護師は「窒息・誤嚥のリスクが高い」と判断し、食事介助を行おうとした。しかし、Gさんにとっては、自立している食事を制限されることになり、それはGさんにとっての「アイデンティティ」を脅かすことになった。

　そのほかにも、口腔ケアのために「口をあけてください」とスポンジブラシで"看護師のペース"で拭われたり、「オムツ交換しますね」とズボンを下げられたりすることは、Gさんのできる能力（「たずさわること」）を阻害している状況であった。

⇒ [step2] アセスメント

(1) 疾患と治療および認知機能に関するアセスメント（身体疾患）

　窒息した原因としては、認知症（前頭葉機能低下）の関連による丸飲み・かきこみ食いと、ラクナ梗塞による咽頭期障害が影響していると考えられる。

　早食いをする理由の1つは、前頭葉機能の低下による脱抑制の関連性が示唆される。認知症の精密検査は行われていなかったため、原因疾患の診断はついていない。食事のスピードが早かった理由として、2日間禁食であり、空腹が強かったことも助長して、いつも以上に抑制が効かなかったのではないだろうか。

　音環境などの刺激にも敏感であり、注意障害を認めることから、先行期による食環境調整が特に必要である。初回の食形態は五分粥と副菜はきざみ食であり、五分粥でむせていたことから、言語聴覚士と摂食嚥下評価を行い、食形態の見直しを行う必要性がある。

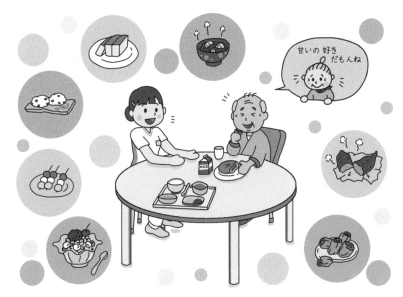

「和菓子が好きなんですね」「あんこがいいね。このあんぱんは美味しいねぇ」

（2）生活機能に関するアセスメント（生活歴）

　Gさんにとって食事は自立しているADLの1つである。「自分のことは自分でしたい」という思いがある中、食事が提供されたとき、パステルカラーのプラスティック製の箸で普段の食具とは異なっており、またスプーン・フォークはケースに入ったままだったため、食具に気づかなかったことも考えられる。

　普段の食生活について家族からの情報では、退職後から早食いするようになり、嗜好も甘いものを好むようになっていた。既往に窒息や誤嚥性肺炎での入院はなかったが、時々、むせていたため、摂食嚥下障害があったことが予測される。

（3）価値観、過去の体験に関するアセスメント（性格傾向）

　Gさんは、朝はごはんと味噌汁、昼食にはあんぱんを食べるといったこだわりが強く、いつも決まった時間に散歩にでかけていた。以前はゆっくり食べていたのが、今は食べるスピードが早く、食べるとすぐに自分の部屋に戻って過ごしていた。元々几帳面な性格で、無口で黙々と本を読むことが好きであり、妻にしか頼らないため、妻の負担が大きくなってきていた。

（4）心理的ニーズに関するアセスメント（社会心理）

　Gさんの妻は何度も夜間に起こされるため不眠が続き、介護負担が

大きくなり、腰痛が悪化したため、ショートステイを利用しはじめたところであった。妻にあれこれ言われると怒るが、娘や孫の言うことはよくきいていた。

今回、ショートステイでの食事による窒息は、慣れない環境であったことから孤立感を感じ、その場から早く立ち去りたいという思いもあったことが考えられる。

窒息で救急搬送されて、ショートステイとは異なる場所に来たことから、「おーい」と妻を呼ぶことが繰り返されていた。

➡ [step3] 看護問題 「本人の視点からの看護問題と看護目標」

看護問題	看護目標
①丸飲み・かきこみ食いによる窒息・誤嚥のリスク	安全に必要な栄養量を摂取することができる
②入院環境によって生活リズムが乱れ、日常生活能力が発揮できないため、心理的不安があり、「アイデンティティ」が脅かされている	入院前の生活リズムを活かしながら、日常生活動作を低下させない

➡ [step4] 看護計画 「本人の視点からの看護計画」

【安全に必要な栄養量を摂取することができる】

［食事内容］

・摂食・嚥下障害のアセスメント、評価を行い、医師・歯科医師・言語聴覚士・管理栄養士と連携をとり、食事内容、一口量・テクスチャーを検討する。

・本人の好きなものを取り入れられて、安心できる時間をつくれるように、妻の面会時にはおやつを用意し、摂食・嚥下状態を見守っていく。

・退院時カンファレンスで、ショートステイ先やデイサービス先にも摂食嚥下機能評価の結果と食形態についての情報提供を行う。

［食事場面］

・食事前は、食事の時間を伝え、時間前に決まった席に着席し、食後は歯磨きを行うように説明する。

・食事中は、周囲が気にならず食事に集中できるように、テーブルの

位置を決めて、静かな環境で食事を行う。また、看護師は見守るが、食事中に余計な話しかけをしないようにする。食具は使い慣れた箸を使用する。配膳された食事は、小さな器に盛り直し、1皿ずつ提供し、食べるスピードを調整する。

・食後は、洗面台で口腔ケアが実施できているか確認する。実施できていないときは「歯磨きしませんか？」と声をかける。

【入院前の生活リズムを活かしながら、日常生活動作を低下させない】

・妻やケアマネジャーから、Gさんの「できているADL」と必要な支援について情報収集する。

・現在の「できているADL」と「できていないADL」を評価する。

・決まった時間に歩行器を使用した歩行練習を行う。

・トイレでの排泄が行えるように、歩行器を使用しながらトイレでの排泄を促す。

・夜間頻尿であるか観察・アセスメントし、その理由を探る。必要時は入院中に泌尿器科の受診等を検討する。

●➡ [step5] 評価 「本人の視点からの看護過程の全体の評価」

　以下、「パーソン・センタード・ケア実践チェックシート」（87ページ）に基づいて本事例を評価する。4つの大項目に続いて、重要となる小項目についても述べる。

Ⅴ （人々の価値を認める）高齢者の想い、"その人"の意思を引き出していたか？

　Gさんは、入院して2日間絶食だった。喀痰吸引や点滴治療が安全に行われることに看護師の注意が向きすぎた結果、食事ができないことによるGさんの不安やつらさについての思いを聞き出すことをしていなかった。

　Gさんに話しかけてもすぐに目を閉じてしまうため、本人から十分な意思確認をせずに、妻からのみ情報収集をしていた。入院や病状の説明も本人ではなく妻と長女にだけ面会室で行われていた。

　食事が開始されたときに早食いになっていること、介助すると怒り出し、唾を吐くことがあったため、そのときにようやく「Gさんの想い」についてカンファレンスが行われた。

カンファレンスの中で、窒息だけではなく、認知症の症状や現在の環境、生活史についてMSWも含めて、みんなで情報を共有した。Gさんが食事を食べたいという意思があること、食事を認識できていることは強みであると考えられた。一方で、早食いや食事介助をしようとするとGさんが怒り出したり、唾を吐く行動をとったことは、窒息・誤嚥のリスクが高まると考えられた。しかし、Gさんがこのような行動をとる背景として、看護側がGさんの「アイデンティティ」「たずさわること」を脅かしており、Gさんにとって今の環境は「くつろぎ」「愛着（結びつき）」のニーズが低下した状態であることが話し合われた。

[V-① 高齢者の想いや意思を引き出して実現するための方法を一緒に考えていますか？]

Gさんとの関係性が築かれていないことに気づくのが遅れ、入院3日目になってGさんの想いについて情報共有して計画立案となった。そのため、評定は「C（可）」で、入院当初から情報収集をして、Gさんの想いや意思を引き出すことが必要であった。

I （個々の独自性を尊重する）高齢者が自分の居場所があると感じられる環境があったか？

Gさんの食の嗜好について家族から聴取し、甘いもの、特に和菓子が好きだとわかった。お昼にはあんぱんを食べていたことから、あずき味の栄養補助食品を昼食のメニューに追加した。食事以外にも、15時におやつの時間として、妻にGさんの好きなものを持参してもらい、面会時は食堂のいつも座る席で一緒に過ごしてもらった。

[I-③ 高齢者の好きなこと、嫌いなこと、そして毎日の日課で楽しめる活動がありますか？]

Gさんに「和菓子が好きなんですね」と視線を合わせて、ゆっくり話しかけると、「あんこがいいね。あんぱんが食べたいです」と話してくれた。妻も「毎日、お昼はあんぱんと牛乳で、これは働いている時からなんですよ」と話し、2人とも笑って好きなメーカーのあんぱんを教えてくれた。

そこで「15時のおやつの時間に、小さなあんぱんをちぎりながら少しずつ食べましょう」と提案すると、ゆっくり一口大にちぎって口に入れ、咀嚼してむせることなく食べることができた。「Gさん、いまの食べ方とてもいいですね。これであれば好きなもの食べられますね」と説明すると、笑顔でうなずいた。Gさんの思いを引き出し、好きなあんぱんを嚥下状態を評価しながら食べられるように介入できた

ので、評点は「B（良い）」とした。

P （その人の視点に立つ）高齢者の視点を理解するために本人の想いを聞いたか？

　Gさんがショートステイ中に窒息した理由を考え、不慣れな環境では不安が生じたり、「早く食事を終わらせ、自分の安心できる場に戻りたい」という想いがあったのではないかと話し合った。できるだけGさんが安心できる場を提供するために、生活リズムについて情報収集し、Gさんの行動の特徴である「時間通りに自分の席に着席して食事を待つことができる」ことを活かし、ベッド上ではなく、食堂での食事を開始した。そのときは安心できるように、人の出入りが見えにくいところ、音刺激が少ない席を用意し、いつもそこに着席できるように計画立案を行った。

[P-① 高齢者の意思や生活歴・性格傾向を確認していますか？]

　Gさんは食事のときに歩行器で食堂に来ることが定着した。食後に「歯磨きもお願いしますね」と声かけると、指でOKサインをつくり、笑顔で応えてくれるようになった。本人が安心して食事摂取できる環境を提供できたことから、評定は「A（非常に良い）」とした。

S （相互に支え合う社会的環境の提供）心理的不安や自尊感情を回復する社会心理的ケアを行えたか？

　酸素化が改善されたことから、Gさんのできることを引き出しながら、安全に食事ができるように、Gさんの「アイデンティティ」「たずさわること」を阻害しない方法として、まずは食事環境をベッド上ではなく、食堂に変更した。

　次に、早食い防止のための食事介助はGさんの「アイデンティティ」「たずさわること」が脅かされることになるため、Gさんが丸呑みせずに安全に食べられるように小皿に取り分けて提供し、いつも使用している箸を妻に持ってきてもらった。

　Gさんは本来、食事介助は不要であり、本人のペースに合わせて、食事に集中できるように、声かけするときは"否定的な指示語"は言わないようにし、隣の席で見守りを行った。

　また、3日間床上安静であったことから、サルコペニアになっていないかを確認した。入院前のデイサービスに通っていたときと同じように、午前中に理学療法士によるリハビリテーションを開始すると、「力が入らないな」と言いながらも、歩行器で歩き始めた。

[S-① 高齢者と馴染みの関係になることができるようにコミュニ

ケーションの時間をとっていますか？」

［S-②　高齢者ができることは可能な限り自分で行うことができる
　　　ように支援していますか？］

　最初は食堂からすぐに立ち去ろうとすることが多かったが、「Ｇさ
んの好きなあずき味のゼリーですが、いかがですか？」と声をかける
と、着座し、ティースプーンを渡すと、自ら摂取した。食形態も五分
粥は流し込むように食べてしまうため、軟飯に変更した。

　箸を使用し食べるようになってからは、早食いではあるが、丸飲み
みすることはなかった。副菜もやわらかく煮たものを提供し、口の
中で潰れるような形態にしたことで、丸飲みもなく、むせもほとんど
みられなかった。

　理学療法士とは野球の話をしながら楽しんでリハビリをしていた。
リハビリ後にはそのままシャワーへ誘導し、昼食の時間になると、Ｇ
さんは自ら食堂へ歩行器を使用して来ることができるようになった。
このように徐々に生活リズムが整いつつ、病院のスタッフとの人間関
係も構築できるようになってきた。評定は「Ｂ（良い）」とした。

➡ 本事例から引き出される　パーソン・センタード・ケアの視点

　摂食嚥下障害がある場合、特に前頭葉機能低下があると、本人のこ
だわりが強かったり、脱抑制によって摂食のスピードのコントロール
がつかないこともあるため、窒息のリスクがある。

　「窒息するから」と食事を中止するのではなく、生活史や行動特性
を活用しながら環境を整えていくことで、本人らしく、そして安全に
食べられるようなケアの創意がポイントになる。

　具体的には本人の気持ちに寄り添いながら、慣れ親しんだ食具や食
習慣を活用した環境づくりが必要である。また、人や音・光など感覚
刺激が本人にどのような影響を与えるかに気づくことで、安心した食
環境の提供につなげられる。

【引用文献】
1）山田律子：認知症の人の食事支援 BOOK 食べる力を発揮できる環境づくり，中央法規出版，
　　2013.
2）野原幹司：認知症患者さんの病態別食支援 安全に最期まで食べるための道標，メディカ出版，
　　2018.
3）得居みのり、高原昭：認知症の食行動の混乱への対応，老年精神医学雑誌，20（7），p.765-
　　770，2009.

認知症のある高齢がん患者の意思決定支援

市立池田病院 看護部 老人看護専門看護師 **稲野 聖子** Seiko Inano

本事例のポイント

① 認知症の人は、自分の思いがあり、その思いを表出することができる。ただ、心身が弱っているときは、それができないことがあるため、意思表示ができるように支援が必要となる

② 体がしんどいと正常な判断ができないため、心身を休める時間が必要となる。混乱や興奮、大声を認知症のせいにせず、「体の変調のサイン」として受け止め、対応を考える

③ 「その人がどのような気持ちなのか」に関心を向ける。大切な人とのつながりを感じているか、温かな心の交流が持てているのか、認知症の人が「自分はひとりではない」と思えるような関わりを持つことで、心が元気になり、自分らしく前を向く力が出る

④ 本人の思いや希望を聞き、理解できるように説明をすることは、認知症の人の意思を尊重することになる。治療を選択するときでも、意思決定支援の中心は、その人の生き方や大切にしていることを中心にして話し合いを行うことである

⑤ 自分の思いを表出しないのは、認知症によってできないのか、それとも他に理由があるのかを考える。ただ、認知症であっても、何かを感じ、思いはある。老化と疾患を持つ認知症の人が、どのような気持ちでいるのか、言葉や行動の裏にある思いを想像する

事例：Hさん／80歳代男性／アルツハイマー型認知症ほか

　Hさんは、中等度のアルツハイマー型認知症で、高血圧と糖尿病もある。妻と2人暮らしで、Hさんには子どもはいるが、前妻の子どもで疎遠である。

　2年前に肝臓がんと診断され、定期的に抗がん剤治療のために入院していた。数カ月前から、体のだるさや腹部のはりが出てきて、ベッド上での生活となり、妻の介護負担が大きくなっていった。

　今回、食事もとれていないために入院することとなったが、心身が弱っているため、治療を続けることについて意思決定が必要となった。Hさんは、看護師のケアにときおり大声を上げることはあっても、医療者からの質問に対しては目を閉じたまま質問には答えないため、「認知症のために意思決定ができない」と思われていた。しかし、Hさんは妻が病院に来るとホッとした表情を見せており、思いを表出することは可能と思われた。

　そこで、大切にしていることや、どういった気持ちなのかを表出できるように関わりを持つようにしたところ、「妻と過ごしたい」というHさんからの意思表示があった。ここでは、心身共に弱っていたHさんが、自分らしく過ごすために思いを表出できること、自ら意思決定をすることを支援できた事例として紹介する。

【Hさんへの"看護"の場面】

　Hさんは言葉で思いを表出することはなかったが、オムツ交換のときに「痛い」と大声を上げた。これは、Hさんの意思表示である。また、医療者の声かけには目を閉じて返答がなかったが、妻が来るとホッとした表情を見せていたこともHさんの思いの表出である。

　Hさんのことを「認知症があっても、感じたり、思ったりすることができる人」とみることで、大切にしていることや希望を知ることができた。また、社交的なHさんは、認知症やがんによって、できないことが増えたことや、人との交流が減ったことで、「自分らしく過ごすことができていないのではないか」と考えた。

　Hさんがこれまで、がんや認知症とともに「どのような気持ちで生きてきたのか」「どのようなことを大切にしているのか」などを知ることが必要だった。

　そこで、医療者は用事がなくてもHさんの顔を見に行ったり、声をかけるようにし、私たち医療者が「Hさんに関心を持っていること」を伝えた。また、Hさんの妻を思う気持ちを汲み取り、妻と過ごせる時間をつくった。

　認知症はあったが、説明方法を工夫することで、Hさんは関心をもって聞いてくれていた。言葉では意思表示することはなかったが、「妻といたい」というHさんの思いを中心にして話し合いを行うことができた。

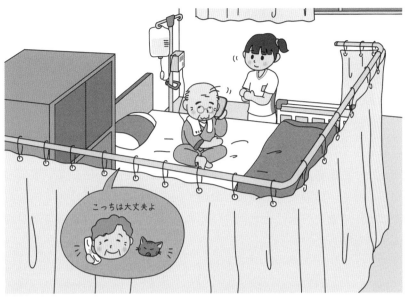

「Hさん、ご家族と電話しているときは穏やかなお顔をしているなあ」

⇒ [step1] 情報収集

(1) Hさんが置かれた状況「身体面の把握」

　常に微熱があるが、血圧や脈拍、呼吸数は正常。血液検査からは、アルブミン 2.6g/dL と低栄養状態で、軽度の脱水があり、ヘモグロビンも低値で貧血があった。腹部のはりと痛み、全身のだるさの訴えがあり、表情は乏しく活気がなかった。失禁のためオムツを使用していたが、排泄には問題なかった。数カ月前からベッド上での生活のために筋肉や関節が硬くなっており、動かすことで痛みを訴えていた。

(2) Hさんの「心理的ニーズの把握」

１．がんによる症状や栄養不足、貧血のためにだるさがあり、ベッド上の生活で、筋肉や関節が硬くなっている。そのために「くつろぎ（やすらぎ）」のニーズが満たされていない

　Hさんは、数カ月前から食事がとれていないことで栄養不足や脱水があり、がんによる微熱によって、自分から動こうとしなかった。ほとんど同じ姿勢で寝ているため、体をふいたり、オムツを変えるときに、関節を動かすと「痛い」と大声を上げた。

２．妻と離れて過ごすことで寂しさや孤独がある。そのために、「愛着（結びつき）」のニーズが満たされない

　妻の面会のときには、ホッとした表情をしていたが、帰るとすぐに

かたい顔になり、医療者の声かけや説明にも目を閉じて、返事がなかった。夜は妻の名前を呼んでいることがあり、眠れていないようであった。元々は社交的な性格だったようだが、入院している今は、表情が乏しく、活気がなかった。

3. 自分の思いや意思を表出できていない。「たずさわること」のニーズが満たされていない

Ｈさんが自分の言葉で、嫌なことやしたいことを表現することはなかった。医療者が声をかけても体をかたくして、目を閉じていることが多かった。体のことや治療について説明をしても理解できているのかはわからなかった。また、思いの表出がなく、治療の意思決定が進んでいなかった。

◉ [step2] アセスメント

(1) 疾患と治療および認知機能に関するアセスメント（身体疾患）

Ｈさんは、がんの症状や心身のしんどさから、体を動かさなくなっていることで弱ってきている。ベッド上の生活では刺激がないために、自分から話したり、動こうとする意欲が低下しているように思える。Ｈさんは「意思表示はできても、理解力や判断力の低下はある」と考えられた。

(2) 生活機能に関するアセスメント（生活歴）

疾患による症状と体力の低下、認知機能の低下から、日常生活の中で介助が必要となっており、回復することが難しいと考えられた。

(3) 価値観、過去の体験に関するアセスメント（性格傾向）

Ｈさんは社交的な性格であるため、目を閉じて返事をしないのは、心身のしんどさや認知症により理解力が低下していること、Ｈさんの気持ちの状態が影響していると考えられた。

(4) 心理的ニーズに関するアセスメント（社会心理））

オムツ交換のときに痛いことをされていると、医療者が来ると「また何かされるのではないか」という思いにもなる。Ｈさんにとって、医療者から介助を受けることはストレスでもあり、「尊厳を脅かされている」と感じる体験になっていたと考えられた。

→ [step3] 看護問題
「本人の視点からの看護問題と看護目標」

看護問題	看護目標
①体のしんどさや痛みがあることで心身が休まらない → 「くつろぎ」のニーズが満たされない	体のしんどさがとれて、活動する気持ちになる
②妻とのつながり、医療者との心の交流がなく、孤独で心を閉じている → 「共にあること」のニーズが満たされない	心が元気になって、自分らしく過ごすことができる
③本人の意思が尊重された意思決定がなされていない → 「アイデンティティ」「たずさわること」のニーズが満たされない	自分の気持ちを言えて、意思決定ができる

→ [step4] 看護計画
「本人の視点からの看護計画」

【しんどさがとれて、活動する気持ちになる】

・大声は、Hさんの意思表示と捉え、その理由を考える。
・心地いい姿勢をとれるようにする。適切な寝具を使う。
・光や音、におい、医療者の声に配慮する。
・危険なものやケア物品は片づけて、使いたいものがすぐにとれるように整理する。
・看護ケアで苦痛を与えないようにする。
・オムツ交換や体の向きを変えるときに、痛みが出ない程度に関節をやわらげる運動を加える。

【心が元気になって、自分らしく過ごすことができる】

・どのような人なのか、どういったことを大切にしているのかを妻から聞く。
・本人がどのような気持ちでいるのか、想像する。
・自分のことを話しているときは、ただ静かに聴く。
・家族など、好きな人との交流が保てるように工夫する。
・用事がなくても顔を見に行く、声をかけるなど、人とのつながりを感じられるようにする。

【自分の気持ちを言えて、意思決定ができる】

・認知機能の検査だけで能力を判断せずに、本人の思いや希望を聞く。

・横文字や専門用語ではなく、わかりやすい言葉を使って説明する。理解しづらいことは、イラストや文字など目で見て確認できるものを使う。
・集中できる環境や時間帯に話をする。
・説明したことを本人に「自分の言葉」で話してもらい、理解できているか確認する。
・Hさん"その人"の生き方や大切にしていることを中心にして、話し合いを行う。

> ## [step5] 評価
> ## 「本人の視点からの看護過程の全体の評価」

Ⅴ　（人々の価値を認める）高齢者の想い、"その人"の意思を引き出していたか？

　イラストや写真を用いて、Hさんに病気や体のことの説明を行った。Hさんの理解を確認しながら説明するようにして、一度に多くのことを伝えてストレスにならないように配慮した。

　「治療を続けたいですか？」「どこまでの治療をしたいですか？」という質問にHさんが答えることは、認知機能の低下のために難しかった。そこで例えば、点滴や検査をするときに「これは嫌ですか？」と1つずつ確認した。

　どこまでの治療を受けたいと思っているのか、Hさんの"言葉にならない思い"を想像するようにした。

　点滴や採血、内服を拒むことはなく、医療を拒絶しているわけではないことがうかがわれ、がんのことをどこまで理解できているのかは本人の口から聞くことはできなかったが、医療者の説明をじっと聞いており、関心をもっている様子だった。

　また、「誰と一緒にいたいですか？」「何かしたいことはありますか？」とHさんの気持ちや思いを引き出すような質問をすることで、Hさんの価値観や生き方をつかんでいった。Hさんは「首を振る、うなずく」といったジェスチャーを用いて、意思表示を行うことが多かったが、妻の名前を出すことも多く、Hさんにとって最も大切な人で一緒にいたい人であることがわかった。

　本人の思いや意思を引き出すように関わることで、「妻との時間を持ちたい」と思う一方、「治療をやめたいと思う気持ちはない」ことがわかった。

I （個々の独自性を尊重する）高齢者が自分の居場所があると感じられる環境があったか？

Hさんが妻とのつながりを感じられるように電話で話す時間をつくった。また、用事がなくても顔を見に行ったり、声をかけるようにして、Hさんのことを気にかけている気持ちを伝えていった。

医師からの説明は、Hさんと妻の2人に行うようにし、医療者が妻の顔ばかり見て話すことがないように、Hさんの意思を確認しながら話を進め、Hさんが存在を無視されていると感じないように配慮した。Hさんは、話し合いの場につくことや参加することに応じ、緊張した様子はなく、その場に同席することができていた。

P （その人の視点に立つ）高齢者の視点を理解するために本人の想いを聞いたか？

ケアを行うときは、Hさんの意思を確認してから行うようにした。関節を動かすときは、ゆっくりと行い、痛みを確認しながらケアを行った。大声で叫ぶことは「痛い」「嫌だ」という本人の意思表示と捉えて、そういったときは無理に何もしないようにした。また、寝ているときの楽な姿勢を工夫したり、好きな食べ物や音楽について質問した。Hさんからは返事はなかったが、医療者のほうに顔を向けるようになり、大声を上げることはなくなっていった。

S （相互に支え合う社会的環境の提供）心理的不安や自尊感情を回復する社会心理的ケアを行えたか？

Hさんが孤独で心を閉ざしているときは、安易な励ましや、胸の内を探るようなことはせずに、そういった気持ちにそっと寄り添って、Hさんの反応や様子を観察するようにした。また、Hさんが妻のことを思い続けていること、ひとりで治療を受けて頑張っていることを認め、医療者が感じているHさんの力を、本人に伝えていった。

⟳ 本事例から引き出される パーソン・センタード・ケアの視点

〈本当に「自分で決めれば、これでよい」のか〉

Hさんは、治療をするかどうかという医療者の質問に対して「お願いします」と答えた。医療者が、病気や治療の説明を行い、本人や家族から同意が得られたわけなので、インフォームドコンセントとして

は成立している。ここで問題になるのは、本人の意思決定力であるが、家族も同じ意向であれば、医療者としては治療を行う上で問題になることはない。ただ、老化とがんによって残された時間が少なくなっているHさんのことを考えたとき、「自分の決めたことだから、これでよかった」と、Hさんは自分の人生に納得し、「いい人生だった」と死ぬことができるのだろうか。

本事例においては、Hさんがどういった気持ちなのか、何を大切にしたいのかということをHさんとの関わりの中で考えた。認知症やがんになって、日々の中で失敗が増え、自分のことが自分でできなくなっていく中で、Hさんはどういった思いをされてきたのだろうか。

〈患者の"そのときどきの気持ち"に寄り添うこと〉

もともと社交的なHさんが、医療者からの声かけに応えないのは、体がしんどいからだけではないように思えた。思い通りにいかない、わかってもらえないとき、人は切なく悲しい思いになる。認知症の人も、病によって変化する部分はあっても、何かを感じ、自分の思いがあるのは同じである。

がんなどの身体疾患を持つ認知症の人の意思決定支援は、病気の説明をしたり、治療を決めたりすることが中心となる。そのときに、本人が説明の場に入り、治療するかどうかを聞けば、意思を確認したことになるとは思えない。揺れ動く気持ちの中で、自分がしたいことや嫌なことを表出し、自分らしく前を向く力を持ったときに、その人の意思を確認できる。

私たち医療者が、認知症の人のそのときどきの気持ちにそっと寄り添っていくことができれば、その人の意思が尊重され、その人らしく生きることを支える意思決定の支援になると思っている。そして、その意思決定によって、認知症の人が、長く生きてきたからこそ持てる知恵や豊かな人間性を発揮できるときが持てたなら、本人と家族、関係者がこれでよかったと思えるだろう。

第5章

パーソン・センタード・ケアに基づく 退院支援・地域連携

高齢者を中心とした多職種連携による地域包括ケアシステムの展開と実際

東京ふれあい医療生活協同組合 オレンジほっとクリニック
東京都地域連携型認知症疾患医療センター長　平原 佐斗司 Satoshi Hirahara

認知症の旅を支えるメディカルホームとステージアプローチ

　高齢者ケアにおいて、「パーソン・センタード・ケアを活用した退院支援・地域連携」を実現するためには、認知症高齢者の旅を支える医療とケアのシステムが必要になる。本稿ではステージアプローチの考え方に基づき、地域で認知症高齢者と家族を支えるシステムについて述べる。

(1) 私たちのめざす認知症の地域ケア

　認知症の多くは緩やかに認知機能が低下し、生活機能が失われていく疾患群である。さらに、進行期には身体機能も低下し、多くの併存症と合併症、それに伴う急性疾患を併発し、やがて死が訪れる致死性の疾患でもある。

　いったん認知症を発症すれば、認知機能の低下や心身の機能の低下、生活機能障害の進行は避けられない。しかし、機能の障害が進行しても、障害を補う個人因子（ストレングス）を見いだしてケアに生かすこと、さらには障害を支える環境因子を強化することによって、「活動」や「参加」のレベルの低下を最小限とすることができる[1]。また、心身の障害や生活機能障害が進行しても、本人の感じる「つらさ」や大切な人との関係性は、医療やケアの関わりによって維持・改善させることができる。

　つまり、認知症ケアの目標は、「たとえ病や障害が進行しても、心身のつらさを最小限に抑え、大切な人たちとの関係性が深まる援助をめざす」ことである。

　専門職は、認知症の旅路に寄り添いながら、初期のスピリチュアル

＊1 「活動」「参加」

　2001年5月にWHO総会で採択された「国際生活機能分類：ICF」の3レベル（もう1つは「心身機能・構造」）。3つのレベルは、それぞれが単独に存在するのではなく、相互に影響を与え合っている。

な苦痛に耳を傾け、BPSD（認知症の行動・心理症状）を心の反応として捉え、医療とケアの両面でしっかり支えること、急性期や重度以降の身体合併症に対して、急性期医療・ケア・リハビリテーションを統合した適切な支援を届け、常に苦痛の評価を行い、適切な緩和ケアを届けること必要がある。

　大切な人との関係性に対する最も重要な支援は、認知症の旅に伴走する家族に対しての初期の教育的支援である。認知症の旅路が始まるときに、家族が認知症についての基本的理解を深め、接し方を学び、実践する機会をもつこと、そして本人を深く知る機会をもつことが重要となる。適時適切な家族への教育的支援によってのみ、病が進行しても関係性が深まる援助が可能になる。

　認知症高齢者にとっては、医療やケアスタッフも大切な環境の1つとなる。「アルツハイマー病の権利章典」（Virginia Bell & David Troxel: The best friends approach to Altzheimer's Care）には、アルツハイマーと関連の疾患と診断されたすべての人は、「文化や宗教的伝統を含めたその人の生活史を知る人と一緒にいる」こと、「認知症の介護についてよく訓練された人の介護を受ける」権利があると記載されている[1]。

　認知症の旅の全ての段階において、医療とケアの専門職が、専門性の質を高め、その人を深く理解し、関わり続けることが重要なのはいうまでもない。

(2) 認知症のステージアプローチ

　認知症高齢者の長い旅路は、軽度から中等度、重度・末期というステージによってその様相を変え、ケアニーズも大きく変化し、ニーズに対応するケアチームも変化していく。認知症の各ステージで出現するさまざまな課題に対して、医療と介護のケアチームが、各ステージに必要な視点や目標を共有し、チームアプローチを行う「**認知症高齢者のステージアプローチ**」の考え方が重要となる（図1）。

　筆者を含む私たちのチームは、クリニックを「認知症高齢者とその家族のメディカルホーム」と位置づけ、相談・診断のときから、地域で生活する限り、患者と家族に伴走し、主治医機能とケースマネジメント機能を担い、地域の多職種チームと協働し、認知症高齢者とその家族を支援する活動を実践してきた。そして、このシステムを地域における認知症の医療モデル（「認知症の方とご家族を支援する包括的地域医療システム」）として提唱してきた。

　本章では、私たちの二十余年の経験に基づいた「認知症の地域医療

図1 認知症高齢者のステージアプローチ

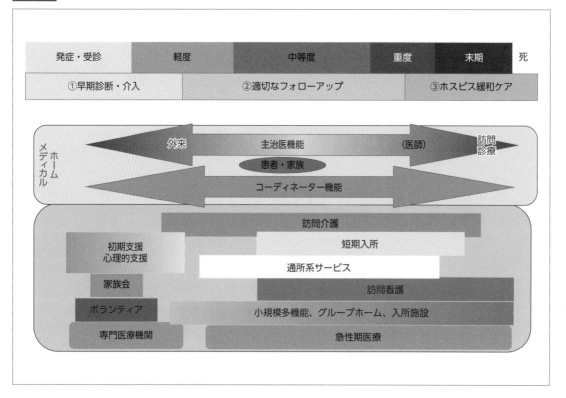

システム」について解説した後、このような地域医療のコンテキスト
で求められる後方支援病床の機能と役割について解説する。

(3) 認知症と Multimorbidity・Frailty・Complexity

Multimorbidity（多疾患併存状態）は高齢者（78歳以上）の全死亡
の69％に及び、7.5年の命の喪失に関わっている[2]。人口の高齢化と
ともに Multimorbidity の有病率は増加し、今後20年間で2倍になる
と予測されている。

認知症高齢者のほとんどは Multimorbidity である。認知症高齢者
は平均して4.6個の慢性疾患の併存を認めており[3]、65歳以上の認知
症高齢者の併存症としては、男性では「高血圧」「糖尿病」「前立腺肥
大」「変形性関節疾患」「脂質代謝障害」「腰痛」「不安神経症」「COPD」
などが、女性では「高血圧」「不安神経症」「変形性関節疾患」「脂質
代謝障害」「腰痛」「糖尿病」「骨粗鬆症」「貧血」などが多い[4]。

アルツハイマー型認知症（AD）で入院した高齢者は、一般高齢入
院患者よりも「摂食障害」「感染症」「脳疾患」「大腿骨頸部骨折」が
多く、また、認知症高齢者は「せん妄」「感染症」「転倒」「尿・便失

禁」「便秘」「てんかん」がより頻繁に発生する [5）6]。

さらに、外来通院中の認知症高齢者は、一般集団と比較して 1 年死亡の相対危険度は女性が 2.99、男性が 3.94 と高い。そして、入院経験のある認知症高齢者の 1 年死亡の相対危険度は、外来に通う認知症高齢者に比べ 3.29 倍 [7] 高い。入院を経験した認知症高齢者は、死亡確率の高い集団として対応する必要がある。

重度の認知症高齢者は重大な併存症を有することが多く、併存症と認知症の重症度はそれぞれ独立して死亡率に影響を与えている。複数の併存症を持つ認知症高齢者は、入院や救急受診を起こしやすく、同じ Multimorbidity であっても、認知症が含まれるだけで、医療・介護費用が増加する [8]。

英国の研究によると 65 歳以上で死亡する人の 30％に死亡 1 年前には重度の認知症を認め、95 歳以上では 58％の確率で重度の認知症が併存していた。また認知症は 65 歳以上の高齢者の死亡の 11 ～ 17％、95 歳以上では 42％に影響を及ぼしていると推定されている。

そして、認知症高齢者は容易に Frailty（虚弱）に陥りやすい。Frailty が進行すると、生理学的予備力が減少し、軽度のストレッサーや感染、新しい薬物療法などの変化に対して脆弱になり、「転倒」「障害」「長期介護」「死亡」のリスクが高くなる。Geriatric Giants（老年病の巨人）と言われる「認知症」「せん妄」「転倒」「尿失禁」などをはじめとして、多くの老年病はこの予備力の低下と恒常性の保持力の低下と関係している。

このように、認知症と Multimorbidity、Frailty は密接に関係しているが、これらは社会的問題を含めた Complexity(複雑性)をつくり出す。実際の臨床で増加している緩和ケアニーズのある Multimorbidity の高齢者をいかに見つけるかという点について、Dudley らは、75 歳以上の患者、3 つ以上の慢性進行性疾患、何らかの症状（苦痛）を有し、社会経済的地位が低い患者を一次緩和ケアの恩恵を受ける可能性のある個人として特定 [9] しているが、とりわけ慢性進行性疾患の中核として認知症がある患者は、緩和ケアアプローチのニーズが高いと考えるべきである。

➡ 医療に適切にアクセスできない認知症高齢者へのアウトリーチ

地域包括支援センターは「概ね 4、5 件の困難事例を抱えている」と言われている。そして、地域から持ち込まれる困難事例には認知症

や BPSD の事例が多い。

東京都北区は、2012 年に地域包括支援センターの抱える困難事例に対して、医師会が推薦し、区が指定した"あんしんセンターサポート医"が協力して解決に当たる「北区あんしんセンターサポート医システム」を創設した。

私たちは、サポート医として制度発足後 3 年間に 50 件の困難事例のアウトリーチを行ったが、その原疾患の 62％は認知症であり、14％が精神疾患、24％は内科疾患の増悪であった。対象の多くが医療やケアにつながっておらず、依頼の内容は「BPSD」や「急な ADL の低下」が多く、合わせて 62％を占めていた。

このように、地域包括支援センターと医療機関が協働してアウトリーチを行い、医療的な切り口から介入することで、医学的アセスメントとニーズの評価から医療や介護の社会資源に結び付け、安定化できる事例は多い。

しかし、同時にこのような複雑困難事例の中には、虐待や激しい BPSD のために暮らしが破綻しており、後方支援病床へ一時的に入院しなくては解決できない事例も少なからず存在する。

⇒ 後方支援としての入院医療の在り方

認知症高齢者の身体合併症や BPSD については極力その人の暮らしの場で、早期に迅速に解決することが望ましい。しかし、どうしても入院が必要な場合は、できるだけ短期間の入院にとどめたり、入院による弊害を最小限にすることが重要になる。

私たちは 2013 年に地域・在宅の方々の暮らしを支えるための後方支援病床（一般病床）を設立した。以下、この病床がこれまで述べてきた認知症の地域医療のコンテキストの中で果たした役割について述べたい。

(1) 急性期医療における ACE（Acute Care for the Elderly）プログラム

認知症高齢者の急性期の入院医療には、新たなコンセプトが必要である。私たちの後方支援のための有床診療所では、質の高い高齢者の急性期医療を追及するために、「Acute Care for the Elderly」（ACE）プログラムを採用した。

ACE は 1995 年より、米国や豪州などで始まった「高齢者の急性期支援プログラム」で、老年医学モデルに基づき、疾病治療だけでな

く、身体・心理機能、社会・環境的な背景を含む全人的アセスメントをベースにしている。ACEでは、疾患の治療だけでなく、機能や栄養に着目し、全身状態を維持・改善し、なおかつ在宅療養環境を十分整えてから在宅復帰する。そのため、患者の入院経過を改善し、そのQOLを高めるだけでなく、在院日数や再入院率を減らし、またスタッフの満足度を高める効果が確認されている[10]。

① 入院環境は高齢者に害を与えるという前提に立つ

ACEの基本コンセプトの第1は「入院環境は高齢者に害を与えるという前提に立っている」ということである。生活の場を変えることは、認知症高齢者にとって大きなリスクを伴う。入院環境は、認知症高齢者の障害された見当識をさらに混乱させ、手続き記憶によって保たれていた生活行為の遂行を台無しにし、サーカディアンリズムを狂わせるなど、多大なストレスを与える。その結果、妄想や不穏、転倒、あるいは廃用による機能低下を引き起こす。

ACEでは安全に配慮された環境の提供と予防的介入により、入院による弊害を最小化することを狙っている。具体的には、見当識を高める環境の工夫やサーカディアンリズムを整えるケアといった病棟環境全体の工夫とともに、妄想、転倒、誤嚥、薬剤の弊害、褥瘡等のリスクについて、入院時に看護師が高齢者1人ひとりの評価を行い、リスクに応じて個別の予防対策を講じるものである。

② 疾患の治療と同等の重きを置いて、心身の機能（認知、ADL、嚥下、栄養等）を保持・改善させる

ACEの2つ目のコンセプトは「疾患の治療と同等の重きを置いて、心身の機能（認知・ADL・嚥下・栄養等）を保持・改善させること」である。我が国では、高齢者が肺炎や骨折などの急性疾患で入院した際に、疾患が治癒しても、入院により嚥下や起立・歩行などの身体機能が低下し、在宅復帰が困難となることが珍しくない。

高齢者では、急性疾患をコントロールしながら、心身の機能の低下を最小限に抑え、回復させるような急性期医療モデルが必要である。ACEでは、看護師を核として、医師、理学療法士（PT）・作業療法士（OT）・言語聴覚士（ST）などのリハビリ専門職、管理栄養士、薬剤師、ソーシャルワーカー、ケアワーカー、ボランティアがチームで目標を共有し、治療とケア、リハビリテーション、栄養管理を統合したアプローチを行う。

もちろん、認知症の人の身体機能や認知機能を極度に低下させ、尊厳を踏みにじる「身体拘束を行う」という発想はACEプログラムには全くない。BPSDのコントロール目的の入院でも、肺炎急性期の

せん妄時においても、チームで看護的観察とケア、環境の調整と接し方、薬物治療、リハビリテーションを統合したアプローチを行うことで、身体拘束を行わずに急性期医療を提供できる。

③入院したときから生活の場、地域への復帰をめざす

　ACEの3つ目のコンセプトは「入院したときから生活の場、地域への復帰をめざしていること」である。主治医から適正な時期にインフォームド・コンセント（IC）を繰り返し行い、方針が確定したらケアマネジャーや訪問看護師等の在宅チームと退院調整会議を行う。在宅環境調整が必要な場合、PTが患者と共に自宅を訪問し、住宅改修等の環境整備を行う。

　極力、機能の低下を防ぎながら急性期医療を提供すること、在宅医療を知る医療者が在宅で継続できる医療とケアの工夫を提案すること、在宅チームとの密接な連携によって、入院患者の概ね8割以上は自宅に復帰することができた。また、自宅退院が困難なケースでは、ソーシャルワーカーが患者の希望や経済状況にあった施設などの調整を行い、新たな暮らしの場に移る支援を行った。

(2)「サルコペニア摂食嚥下障害」を防ぐACEプログラムの具体的な適用

　次に、ACEの具体的適用に関して、重度認知症高齢者の肺炎を例に解説したい。

　サルコペニア摂食嚥下障害は、「全身と嚥下筋のサルコペニアによって生じる嚥下障害」（サルコペニアと摂食嚥下障害4学会合同ポジションペーパー）[11] である。従来、嚥下筋は呼吸中枢より常時一定の入力刺激を受けているため、筋委縮は起こりにくいと考えられてきたが、近年では低栄養の影響を強く受け、二次性サルコペニアを引き起こすことがわかってきた。

　サルコペニア摂食嚥下障害は、肺炎などの急性疾患を契機に発生する。我が国では肺炎で入院した患者の4人に1人が経口摂取困難となっており、サルコペニア摂食嚥下障害は我が国の高齢者の摂食嚥下障害の主な原因としてクローズアップされている。

　嚥下運動は、多くの小さい筋肉の協調運動によって成り立っている。もともと疾患により潜在的に嚥下障害がある高齢認知症患者の肺炎急性期に、不適切な栄養管理下で長期間の絶食を行うことによって、炎症による異化亢進に加え、栄養障害と廃用による咽喉頭筋の二次性サルコペニアが進行し、一挙に嚥下筋が痩せ、サルコペニア摂食嚥下障害となり、肺炎が治癒しても食べる機能を喪失してしまうことが少な

くない。

　認知症高齢者の肺炎急性期には、抗菌薬で感染を早期にコントロールしながら、入院時から口腔アセスメントと口腔ケアを開始する。そして、安易な絶食を避け、入院翌日には嚥下評価を行い、嚥下反射が一定程度保たれていることを確認したら、廃用を防止するためにすみやかに直接嚥下訓練を開始する。

　肺炎急性期の栄養は基礎量を目安に投与し、気道クリアランスの改善のための呼吸リハビリテーションや嚥下筋への刺激と胸郭を広げるために早期離床を行う。炎症が改善（CRP が 3mg/dL 以下）したら、カロリーや蛋白量を上げるなど積極的な栄養管理に切り替えた上で、レジスタンス運動を開始し、全身のサルコペニアの回復に努める。

　そして、食形態の引き上げと ADL 回復のゴールが見えたら、想定された機能に応じて、自宅の環境整備や家族の教育的支援、サービスの調整などによって暮らしをコーディネートする。

➡ 認知症高齢者の緩和ケア

　末期認知症高齢者が経験しているつらさは、食思不振・嚥下障害と肺炎から来る呼吸困難や咳嗽・喀痰などの呼吸器症状、さらには長期臥床にともなう褥瘡、精神的苦痛や疼痛などがあることが明らかになっている[12) 13) 14) 15)]。

　食べられないこと、肺炎に伴う呼吸困難、終末期の褥瘡、廃用痛など認知症の終末期の苦痛に対する緩和ケアは、薬剤や医療的処置よりも、丁寧で科学的な “看護” の継続によって達成されることが多い。

　また、医療現場で日常的に行われる検査や処置には、侵襲や苦痛を伴うものが多い。末期の認知症高齢者は、Multimorbidity であり、かつ重度の Frailty の状態にあるため、このような治療負担（Treatment burden）には耐えられないことが多い。

　さらに、「未来」の概念が消失して検査の意味が理解できない重度認知症高齢者にとっては、つらい検査や治療の強要、身体抑制などは拷問に等しい。重度の認知症高齢者に対する医療行為は、緩和的な手技に限り許されると考えるべきである。

　ここでは、終末期の肺炎時の呼吸困難と終末期の食支援に対しての緩和ケアの実際について述べたい。

（1）終末期の肺炎時の呼吸困難に対するケア

　認知症の死因としては肺炎が最も多く、重度から末期認知症高齢者

は亡くなる前の3分の1から3分の2で肺炎を発症している。

　肺炎発症後に死亡した末期認知症患者559例と肺炎にならずに摂食嚥下障害で死亡した末期認知症患者166例を比較した前向きコホート研究では、肺炎群が有意に不快や呼吸困難を感じていたことがわかっている[16]。「自然に食べられなくなる場合」と「肺炎を繰り返して呼吸困難が強い場合」では、同じ認知症の終末期でも、緩和ケアニーズが異なるため、状況に応じた緩和ケアの提供が必要である。

　認知症末期の肺炎急性期の呼吸困難に対するモルヒネなどのオピオイドの有効性のエビデンスは十分ではないが、海外では認知症末期の肺炎急性期や死亡前の呼吸困難の緩和にモルヒネが積極的に用いられている。また、オランダのコンセンサスベースの末期認知症の肺炎の緩和ケアガイドラインでも、呼吸困難の緩和に対してモルヒネの使用が推奨されている[17]。

　認知症末期の肺炎時の呼吸困難や不快感、疼痛は診断初日に最も強く、回復例ではその後これらの苦痛は改善し、10日前後で安定する。一方、死亡例ではこれらの苦痛は亡くなる日の7日前から増加し、死の前日に最も苦痛が強くなる[18]ことが明らかになっている。これらのことから、急性期、看取り期の時期や目的にかかわらず、最も苦痛の強い時期にオピオイドを積極的に使用すべきであると考えられている。一方、肺炎急性期の喀痰や喀痰に伴う呼吸困難は、モルヒネで解除することは困難であり、呼吸理学療法や体位ドレナージ等の呼吸リハビリテーション（コンディショニング）によって気道クリアランスを改善することが重要になる。

　私たちの病棟では、重度から末期認知症に伴う構造的な肺炎で入院した高齢者に対して、まず Respiratory Distress Observation Scale (RDOS)[19] を用いて、呼吸困難についての苦痛の客観的評価を行う。重度から末期の認知症患者は、苦痛を主体的に表現できないため、肺炎を発症した場合は客観的評価法を用いて、認知症患者の苦痛を積極的に拾い上げることが大切である。

　RDOS は、患者の表情や脈拍や呼吸回数などのバイタルサイン、さらに呼吸補助筋の動きや呼吸音などを総合的に点数化したものである。16点中3点以上では中等度以上の呼吸困難があり、積極的な緩和ケアのニーズがあると判断する。

　中等度以上の呼吸困難がある場合は、抗菌薬治療や輸液とともに、排痰管理などのコンディショニングや看護的ケアを行い、CSI (continuous subcutaneous infusion) によるオピオイドの投与を開始する。もちろん、治癒しない終末期の肺炎の死亡直前の呼吸困難に対し

ても積極的にオピオイドを投与している。

(2) 終末期の食支援に対しての緩和ケア

次に終末期の摂食嚥下障害への緩和ケアとしての食支援について述べる。重度認知症高齢者はさまざまな原因により容易に食べられなくなる。医師は食べられない原因が「併存症・合併症による症状、認知症の中核症状、サルコペニア摂食嚥下障害など改善可能なものなのか」、それとも「改善できない疾患の終末期の症状なのか」を見極めなければならない。

嚥下反射は、咽頭・喉頭を取りまく多数の筋群による高い再現性をもつ最も精緻な不随意運動の1つで、嚥下中枢（延髄孤束核等を中心とする神経回路）によって制御されている。アルツハイマー型認知症（AD）やレビー小体型認知症（DLB）などの終末期には、準備期から口腔期の嚥下の随意期の運動の制御が障害されるだけでなく、大脳基底核からのドーパミンの放出が低下し、サブスタンスPの刺激による嚥下反射の惹起性がなくなるため嚥下反射の消失が起こる。疾患の進行によって嚥下反射が消失する時期は、真の意味で認知症の終末期といえる。

末期認知症についての胃瘻を含む経管栄養の有用性については、倫理的な理由からRCT（Randomized Controlled Trial）のようなエビデンスレベルの高い研究はなく、経管栄養後の生存期間をレトロスペクティブにみたものが主である。1999年にFinucane[20]らの報告以降、海外では末期認知症患者に経管栄養を実施しないというコンセンサスが得られており、我が国でも実施しない傾向にある。

近年、終末期の認知症高齢者の食支援の在り方として、食べさせることを栄養補給の目的とするのではなく、本人の楽しみを目的とする考えに立つCFO（Comfort Feeding Only）が提唱されている[21]。「胃瘻を含む経管栄養は肺炎を防止できないこと」「食べられないことが本人の苦痛にはなっていないこと」がCFOを推奨する根拠となっている。質の高い口腔ケアを行い、本人にとって心地よい環境をつくりつつ、本人の機能に合わせた"Skilled feeding"や"careful hand feeding"を行うことが、患者の「人や社会とのつながり」を維持し、高いQOLを保つことにつながるという考え方である。

私たちの病棟では、医師や言語聴覚士、看護師が、ベッドサイドアセスメントに加え、負担の少ない簡易的な嚥下造影や嚥下内視鏡を用いて嚥下機能を評価し、認知症の経過も含めて改善可能性がないことを確認した上で、CFOの方針をチームで共有する。そして、嚥下反

射が消失し、食べられる可能性がなくなるまで、栄養士や介護職を含めたチームで評価に基づき、「楽しみとしての食支援」の在り方を個別に検討し、最期まで食べることの支援を行ってきた。

→ おわりに ～地域・在宅医療と後方支援病院の協働

　本稿では、認知症高齢者の後方支援病床の中心的な役割であった肺炎などの急性期への対応と終末期の緩和ケアの実際について述べた。しかし、認知症の後方支援病床には、他にも

・強い妄想などの BPSD のコントロール目的
・家族がいない認知症の人の診断目的
・破綻寸前の介護状況にある家族のレスパイト目的
・行政から依頼があった虐待事例の一時的避難目的

などさまざまな役割がある。各地域の地域包括ケア病棟は積極的にこのような役割を担うことが期待される。

*

　地域包括ケアシステムの本質的なねらいは、認知症を核とする晩期退行性病変を地域や社会の中心的プロブレムと考え、それに見合う医療システムを構築することと考えられている。

　認知症高齢者を "暮らしの場" で継続的に支援する地域・在宅の医療システムと急性期医療や緩和ケアを担う後方支援病床との協働がますます重要となろう。

【引用文献】

1) Virginia Bell & David Troxel：The best friends approach to Altzheimer's Care，1987.

2) Anne Finucane，Anna Bone，Simon Etkind,et al：GROWING NEED，GROWING COMPLEXITY：PROJECTIONS OF PALLIATIVE CARE NEED AND MULTI-MORTALITY IN SCOTLAND：BMJ Support Palliat Care：first published as 10. 1136/spcare-2019-mariecuriepalliativecare. 38, 2019.

3) Bruce Guthrie，Katherine Payne，Phil Alderson et al：Adapting clinical guidelines to take account of multimorbidity；BMJ：345：e6341　P1 － 5　2012.

4) Beatriz Poblador-Plou,Amaia Calderón-Larrañaga,corresponding et al：Comorbidity of dementia：a cross-sectional study of primary care older patients：BMC Psychiatry. 2014：14：84.

5) HEUN，R.，SCHOEPF，D.，POTLURI，R. & NATALWALA，A. 2013. Alzheimer's disease and co-morbidity: increased prevalence and possible risk factors of excess mortality in a naturalistic 7 - year follow - up. Eur Psychiatry, 28, 40 － 8.

6) DORAISWAMY，P. M.，LEON，J.，CUMMINGS, J, L.，MARIN，D. & NEUMANN，P. J. 2002. Prevalence and Impact of Medical Comorbidity in Alzheimer's Disease. The Journals of Gerontology Series A：Biological Sciences and Medical Sciences, 57, M173 － 177.

7) Irene E van de Vorst，Ilonca Vaartjes，Mirjam I Geerlings, et al：Prognosis of patients with dementia: results from a prospective nationwide registry linkage study in the Netherlands

8）DORAISWAMY, P. M., LEON, J., CUMMINGS, J. L., MARIN, D. & NEUMANN, P. J. 2002. Prevalence and Impact of Medical Comorbidity in Alzheimer's Disease. The Journals of Gerontology Series A：Biological Sciences and Medical Sciences, 57, M173 － 177.

9）Dudley N, Ritchie CS, Wallhagen MI, et al. Characteristics of older adults in primary care who may benefit from primary palliative care in the U.S. J Pain Symptom Manage 2018：55：217e225.

10）Acute Care for the Elderly: A Literature Review;Population Health Management 13(4)：219 － 25・August 2010.

11）Ichiro Fujishima, Masako Fujiu-Kurachi, Hidenori Arai,et al：Sarcopenia and dysphagia: Position paper by four professional Organizations：Geriatr Gerontol Int. Feb：19(2)：91 － 97. 2019.

12）Mitchell SL, Teno JM, Kiely DK,et al. The clinical course of advanced dementia,N Engl J Med,vol.361,p.1529-38,2009.

13）Di GP,Toscani F,Villani D,et al：Dying with advanced dementia in long-term care geriatric institutions：a retrospective study,J Palliat Med, vol.11 p.1023 － 8 2008.

14）Aminoff BZ,Adunsky A：Dying dementia patients: too much suffering, too little palliation,Am J Hosp Palliat Care,vol.22 p.344-8,2005

15）平原佐斗司他：「非がん疾患の在宅ホスピス・緩和ケアに関する多施設共同研究」，2006 年度在宅医療女性勇美記念財団研究

16）Jenny T van der Steen, H. Roeline W. Pasman, Miel W. Ribbe, G et al；Discomfort in dementia patients dying from pneumonia and its relief by antibiotics：Scandinavian Journal of Infectious Diseases, 41：2, 143 － 151, 2009.

17）Tessa van der Maaden,Jenny T. van der Steen,Henrica C. W. de Vet et al：Development of a practice guideline for optimal symptom relief for patients with pneumonia and dementia in nursing homes using a Delphi study：Geriatric PsychiatryVol30, Issue5,May P 487-496,2015.

18）Tessa van der Maaden , Jenny T van der Steen, Henrica C W de Vet et al：Prospective Observations of Discomfort, Pain, and Dyspnea in Nursing Home Residents With Dementia and Pneumonia：J Am Med Dir Assoc：Feb：17(2)：128 － 35. 2016.

19）Campbell M..L ,Templin T, Walch J, A Respiratory Distress Observation Scale for Patients Unable To Self-Report Dyspnea；JOURNAL OF PALLIATIVE MEDICINE P285 － 289 Vol 13, N 3, 2010.

20）Finucane Thomas E, Christmas Colleen,Travis Kathy,：Tube feeding in patients with advanced dementia , A review of evidence .JAMA 10 282：1365 － 1370, 1999.

21）Palecek E.J , Teno J M Casarett D J et al , Comfort Feeding Only: A Proposal to Bring Clarity to Decision‐Making Regarding Difficulty with Eating for Persons with Advanced Dementia, pp 599 － 601, 11 March 2010.

病院（入院機関）側の立場から考える在宅との本人の意思の共有

前・東京ふれあい医療生協 梶原診療所　認知症看護認定看護師　**松尾 良美** Yoshimi Matsuo

浜松医科大学医学部看護学科臨床看護学講座 老年看護学　講師　**金盛 琢也** Takuya Kanamori

高齢者の視点に立った全人的な支援とは

　高齢者は慢性疾患の急性増悪や感染症の急性疾患、転倒による骨折などにより入院治療を要することがたびたびある。その背景には複雑で多様な疾患、認知機能や日常生活機能の低下による生活機能障害、家族の介護力や経済的理由などさまざまな要因が関連している。

　この要因は退院後の療養先の決定にも影響し、高齢者自身は住み慣れた場で暮らし続けることを望んでも、家族への遠慮や認知機能の低下で自分の意思をうまく表現できず、"家族の意向"を中心に決定する例が増加している。高齢者の視点に立ち、身体的課題だけでなく、心理・社会・スピリチュアルな課題を踏まえた全人的な支援は、どのようにすれば実現可能なのか。

　全人的支援を実現するための大きな要素として、「病棟と在宅の多職種チームによる本人の意思の共有」が挙げられる。それぞれの多職種チームの構成を**表5-1**に示した。

　本稿では、全人的支援の一例として、同居家族との関係性に課題を抱えた高齢者が、継続的に支援する在宅チームと急性期医療や緩和ケアを担う在宅後方支援病棟の多職種協働により、住み慣れた自宅での生活を継続した事例を紹介する。

事例

【Jさん／80歳代前半女性／要介護4／レビー小体型認知症ほか】
　Jさんは、進行期パーキンソン病（ヤールⅢ）、レビー小体型認知症（MMSE20点）で、精神疾患をもつ長女と同居、長男は近県に家族と在住している。入院前は、訪問リハビリテーション（週1回）とデイサービス（週4回）を利用していた。デイサー

ビスのあるときは、朝食後から夕食前まで、リハビリテーション・入浴・レクリエーションをして過ごしていた。

　訪問リハビリテーション時に、活気がなく、検温で38度の発熱があったため、かかりつけ診療所の外来を受診し、「誤嚥性肺炎」と診断され、治療目的で入院となった。

◉ 情報収集のプロセス

　入院機関における全人的な支援のためには、在宅チームから普段の生活の様子や家族の様子、本人の価値感や人生観などについての情報収集が有用である。生活情報として「自宅の配置図から動線をたどること」「1日の生活の流れ」「デイサービスでの過ごし方」などの情報も収集していくことが望ましい。入院時のJさんは妄想が強く、会話が困難な状況だったため、普段からJさんに関わっているケアマネジャーや訪問リハビリテーション・デイサービス担当者、そして家族から入院前の様子について聴取した。以下、その要点をまとめる。

[嚥性肺炎発症に関連する要因]

　朝食は長女が準備し、ベッドアップで摂取していた。昼食はデイサービスにて車いす座位で摂取していた。夕食は配食弁当を椅子座位で摂取していた。最近は食事を口元まで運べなくなり、デイサービスでは食事介助をしていた。

[パーキンソン病・認知症の進行と生活機能障害]

　Jさんは1ヵ月前頃から朝食は手を付けないままで、内服薬は飲み残した状態がたびたびあった。次第に体重が減り、BMIは14まで低下して連日転倒するようになった。この数日は幻視と妄想が増え、会話が成立しなかった。

[嗜好、得意なこと、生活史]

　甘いものが好き。手先が器用でデイサービスでは作品づくりに意欲的に取り組んでいた。デパートの店員等いろいろな仕事をしてきた。

[家族の介護状況や負担感、経済的課題]

　長女は幼い頃からJさんと折り合いが悪く、「介護はしたくない」という意向がある。ケアマネジャーからJさんに施設入所を提案したところ、Jさんは「長女と折が合わないが自宅で暮らし続けたい」と言い、断っていた。長男はJさんのことが心配で、週末は様子を見に通っていた。施設入所が好ましいが、家族は経済的負担は担えない。

[入院時の心理的ニーズ]

　誤嚥性肺炎に伴う倦怠感や呼吸困難感、レビー小体型認知症による

表5-1 多職種チームの構成例

病棟チーム	在宅チーム
看護師、医師、理学療法士、作業療法士、言語聴覚士、介護職、薬剤師、栄養士、ソーシャルワーカーなど	訪問看護師、ケアマネジャー、訪問診療チーム、ヘルパー、デイサービス、訪問入浴、訪問歯科チーム、福祉用具専門相談員など

　幻視や妄想、入院による環境変化によりJさんは緊張状態にあり、「くつろぎ」のニーズが満たされない状況にあることがうかがえた。また、幻視や妄想により他者とコミュニケーションがとれず、入院生活や今後に関する不安、つらさを伝えられないなど、「共にあること」のニーズも満たされていない可能性がある。

情報整理とアセスメントのプロセス

　多職種チームは、各専門分野の視点で得た情報を共有し、包括的に分析した。特に入院に至った背景や病態の回復の可能性と残存能力、Jさん本人と家族の意向などを全人的に分析し、多職種チームの方針を決定した。

[治療方針]

　誤嚥性肺炎は軽度で、呼吸状態は安定しているが、パーキンソン病の症状により、今後悪化する危険性がある。呼吸理学療法や口腔ケア、ポジショニングなど基本的なケアを行うことと抗菌薬投与で早期回復を支援する。

[生命維持に必要な援助]

　パーキンソン病薬の飲み残しにより、パーキンソン病の症状コントロールが不良となった。摂食嚥下機能の低下と食事を口に運ぶ動作が困難になり、摂取量の減少に伴う低栄養でサルコペニアの進行を招き誤嚥性肺炎を発症した。パーキンソン病の運動症状と非運動症状はJさんにとって苦痛となっている。パーキンソン病薬の調整と生命維持に必要な水分や栄養の摂取を急ぐ必要がある。初期から嚥下訓練を開始し、同時期から嚥下評価に基づいて食形態や摂取方法を検証する。

[医療同意能力と支援]

　医療同意には、医療行為の侵襲や予後への影響などについての理解が必要である。Jさんは、レビー小体型認知症による認知機能の変動と、急性疾患に伴う認知機能の一時的低下はあるが、時間や環境を調整することで本人の意向を確認することは可能である。

　Jさんの意識レベルの低下によって代理意思決定が必要な場合は、

多職種チームとＪさんの意思を代弁できる家族とで話し合いを重ねて合意形成する。

[安全な療養環境の整備]

　姿勢反射による後方への転倒と、起立性低血圧による起立時の転倒リスクが高い。幻視と妄想により不意にベッド上で立ち上がる様子がみられ、転倒・転落を予防する環境整備が必要である。そこで看護師の目の届きやすい位置にベッドを配置し、Ｊさんが慣れた動きで移動できるよう、ベッド周囲は自宅と同じ配置とする。

[生活リズムや意欲につながる援助]

　幻視と妄想が目立ち、会話が成立しない。観察を通してＪさんの意思を汲み取り、認知機能の改善に応じてコミュニケーション方法を変更する。また、照明や物品の位置に配慮し、不安につながる幻視を予防する。

　夜は良質な睡眠を目標に、排泄ケアやポジショニングなどで、無動時の身体の痛みや不快を緩和するとともに、自宅で実践可能な方法を検証する。午前中は明るい光が入る場所に移動し、得意な作品づくりも取り入れながら、サーカディアンリズムや活動と休息のバランスを整える。家族や在宅チームの面会を促進して回復意欲につなげる。

[退院後の療養の場の決定に関する援助]

　現在は療養先についてＪさんと家族の意向が相違している。家族の協力は期待できない可能性が高く、多職種チームと本人・家族で話し合いを重ねる必要がある。Ｊさんの残存能力を評価し、リハビリテーションで日常生活の自立度を向上させて自宅療養の可能性を広げる。

➡ 課題・問題点の設定と看護の目標

　Ｊさんの意思を引き出し、本人の意思の実現に向けて今回の入院で取り組むべき課題を設定し、看護目標を定めた。

（1）設定した課題・問題点

○摂食嚥下に関する胃瘻造設を含めた医療的栄養学的機能回復
○本人の認知機能に合わせた理解の下での多職種協働実践
○本人と家族の関係性に配慮した、医療や療養先に関する意思決定の支援

（2）看護の目標

○急性期の病態の改善と苦痛な症状の緩和により、心身の機能低下

を最小限にする。

○パーキンソン病やサルコペニアによる嚥下障害が改善し、口から食べることを楽しめる。

○暮らしの様子に関する情報をもとに、Jさんにとって安全で安心して過ごせる入院環境が整う。

○Jさんの残存能力が発揮され、必要な部分のみ支援を得ることで日常生活自立度が向上する。

○在宅チームに面会や定期カンファレンスへの参加を促し、支援の方向性がJさんの意思に沿っているか意見交換をする。

○多職種チームとJさん・家族で対話を重ねることで、Jさんの思いを尊重した意思決定ができる。

○パーキンソン病の進行と今後予測される軌道について、Jさん・家族と共有し、退院後もJさんと家族が望む暮らしを継続できるよう生活を再構築する。

⇒ 本人の意思に沿った看護展開

(1) 意思決定支援：回復のための胃瘻造設の決断

　本人の意思決定能力に即して、多職種チームの専門的見解、本人の価値観や人生観、家族の意向や事情など対話を重ねて、本人と家族、病院、在宅チームの合意を形成した。

〈認知機能が良好な時間で説明〉

　Jさんの炎症反応が低下し、嚥下造影検査が行われた。検査の結果、「送り込みが弱く、誤嚥のリスクが高い」と評価されたが、パーキンソン病の進行とサルコペニアによる二次的嚥下障害が原因と考えられ、栄養の摂取とパーキンソン治療薬の内服により、「再び経口摂取ができる可能性がある」と判断された。

　一時的な経鼻チューブや胃瘻、中心静脈カテーテルについて意思決定が必要であったため、Jさんと家族に医師が治療方針について説明した。Jさんには幻視や妄想がなくコミュニケーションが可能な、比較的認知機能が良好な時間に行った。

　注意力が維持できる5〜10分程度の短い時間で胃瘻の絵を見せながら、腹部から栄養を入れ、体力をつけることでリハビリテーションが進み、再び食べたり歩いたりできる可能性があることを説明し、YES・NOで返答できるクローズドクエスチョンとした。Jさんは説明する医師に向かって「胃瘻を造る。食べられるようになりたい。家

で暮らしたい」と返答した。

　Ｊさんは日時を変えて同じ質問を3回受けたときも、同じ内容を返答した。Ｊさんが説明を理解し、胃瘻造設により食べることをはじめとした日常生活機能が回復し、自宅で暮らすことを希望していることを多職種チームと家族で共有した。家族は、送り込みが困難な状況を入院前の内服ができなかったことと照らし合わせて理解し、胃瘻造設を希望した。

〈順調な胃瘻造設後の回復過程〉

　胃瘻造設後は、栄養とパーキンソン病薬を定期的に投与し、パーキンソン症状がコントロールされた。日中の活動量が徐々に増え、夜間は熟睡し、生活リズムが整った。幻視や妄想も軽減した。

　注意力が保持できるようになり、ソフト食を30分以内に自力で全量摂取できるようになった。栄養の不足分は経管栄養で補足し、体重は1カ月で3.5kg増加し、BMIは15.6まで回復した。

　伝い歩きが可能になると、訪問リハビリテーション担当者と共に自宅生活に合わせた動線に移動範囲を拡大した。

　薬の内服に関して、「長女の負担を軽くしたい」とＪさん自身から提案があった。カレンダーに設置されている一包化した薬を取り出し、包装をハサミで切ってカップに移し入れ、1錠ずつ指で摘まんで口に運ぶ工程を訓練した。

　自立度の向上とともにＪさんの表情は豊かになり、他の患者と談笑する様子が見られるようになった。

（2）退院の調整：住み慣れた場で暮らし続けるための生活の再構築

　暮らしの場と本人の残存能力に即した在宅サービスの支援体制について、関わる全ての人と情報共有し調整した。

〈施設入所の意見も出る中で……〉

　日中のＪさんの自立度は向上したが、早朝は無動状態になるため、早朝の介護が必要だった。また、ケアマネジャーから自宅療養では長女の協力は期待できず、介護不足による病状の悪化の繰り返しが懸念されるため、「Ｊさんは自宅療養を希望しているが、施設入所が望ましい」という意見が出た。

　臨床倫理4分割法*1 を用いて、Ｊさんの意思を尊重する最善の方法について多職種チームで検討した。退院後は医師と看護師による予防管理の強化とリハビリテーションの継続によりＪさんの自立度が向上し、家族の介護負担軽減も期待できるため、退院前カンファレンスで早朝の介護について家族と話し合う方針を共有した。

> **＊1　臨床倫理4分割法**
>
> Jonsenら が1992年に示した倫理的な症例検討の考え方で、「医学的適応」「患者の意向」「QOL」「周囲の状況」という4つの項目で検討を行う。症例を広い視野から具体的にみることができ、多職種で議論する枠組みとしても有用。

〈退院後の生活を熟慮して体制を構築〉

Jさんは長女の負担を心配して、可能な限り自立度の高い生活を希望していた。多職種チームは、自立を支援する環境の構築を目的にJさんの自宅を訪問した。立ち上がりと伝い歩きが容易になるよう手すりを設置、動線上の段差にスロープをつけるなど、自由で安全に移動できるよう福祉用具と支援体制を検討した。

退院前カンファレンスでは、入院の経過や今後予測される疾患の軌道、医療処置の方法を説明した。退院後の生活について、Jさんと家族が抱く思いや事情を確認し、ケアマネジャーが作成したプランをもとに支援体制を検討した。

家族は「負担なく継続できる介護ならできる」と話し、長女は朝、出勤前に経管栄養を注入、長男は週末の買い物をすることになった。新たなサービスとして、訪問看護と訪問診療を導入し、慢性疾患管理と緊急時対応を充実させた。

⇒ 結果と評価および考察

〈退院後1年の状況と支援の評価〉

Jさんは住み慣れた自宅に退院した。退院後も日常生活自立度が向上し、食事を自力で全量摂取可能になり、胃瘻は閉鎖した。行動範囲も広がり、1年後の介護度は要介護4から要介護2に改善した。Jさんが誤嚥性肺炎を発症した背景要因は、進行性の疾患により悪化した生活障害に対し、必要な支援が不足したためであった。

Jさんと家族の関係性には課題があり、お互いが相手に望むあり方について意見が相違していたが、医療や療養先の選択において、Jさんの認知機能に即した意思決定支援と、Jさんと家族の双方の思いを受け止めながら対話を繰り返したことで、Jさんの意思を尊重した合意形成ができた。

〈全人的な支援を実現するために〉

「高齢者の視点に立った全人的な支援」は、本人の暮らしの様子や物事の考え方、価値観などを知ることから始まる。

認知機能の低下などで、医療や療養先についての希望を本人に直接聞くことが難しい場合でも、普段から本人や家族と関わっている在宅チームと連携し、「暮らしの場に戻ること」を見据えながら、多職種チームで支援することが重要である。それにより、高齢者の意思を尊重した全人的な支援が実現できる。

　急性期病院に入院する高齢者では、治療を行っても廃用症候群等によって入院前より心身の機能が低下してしまうことが珍しくありません。したがって高齢者においては、入院は治療の場であると同時に、その後の治療や生活のあり方を改めて考える機会となっています。

　しかしながら、高齢者は、せん妄や認知症、または文化的な背景（自分の想いを述べることに遠慮があるなど）により、治療やその後の生活について、本人の想いやニーズを言葉にされないことがあります。そのため急性期病院における高齢者看護では、高齢者が今後どこでどのように生活していきたいのか、そのためにどのように治療やリハビリテーションを行っていきたいのか、高齢者の想いやニーズを汲み取り、さらに本人や家族と話し合って一緒に考えながら、高齢者の想いやニーズを踏まえた看護過程を展開していくことが大切です。

　本書では、急性期病院に入院する高齢者によく見られる状況について、8つの事例を取り上げ、老人看護専門看護師や認知症看護認定看護師らが、「情報収集」の段階から高齢者のニーズをどのように把握し、どのように計画に取り入れているかを紹介しました。事例の中では、高齢者においては治療や今後の生活への不安が、せん妄や転倒、治療やリハビリの拒否等の原因になることや、本人の想いやニーズを踏まえて看護を実践していくことが、ひいては安全かつ円滑な治療やリハビリテーションの実施につながることを解説しています。

　在院日数の短縮化で病床の回転率が高まり、1人ひとりの入院患者の対応に十分な時間を割くことができない状況の中で、看護師は高齢者本人のニーズを踏まえた看護実践を通して確実な治療の実施や安全確保を行っています。高齢者を疾患名ではなく"ひとりの人"として捉え、本人のニーズを踏まえて看護実践していくことは、入院中の高齢者の治療や安全確保の効率化においても有用なのではないかと考えます。

　一方で、同様の状況にあっても高齢者は1人ひとり異なるため、本書で示した実践方法が必ずしも奏功するとは限りません。また、"看護"は多くの同僚や他職種の協力を得て実施するものであり、高齢者本人の状況や職場の環境に合わせて、本書で紹介した実践方法をアレンジしていく必要があります。

　本書を参考に、高齢者本人やその家族、同僚、連携する在宅ケアチームなどと話し合いながら、より多くの急性期病院において、高齢者1人ひとりのニーズを踏まえた看護が提供されることを期待しています。

2021年6月　　　　金盛 琢也

さくいん

さくいん

アセスメントフローで学ぶ

パーソン・センタード・ケアに<ruby>基<rt>もと</rt></ruby>づく
<ruby>急性期病院の高齢者看護<rt>きゅうせいき びょういん こうれいしゃかんご</rt></ruby>

2021 年 6 月 30 日　第 1 版第 1 刷発行　　　　　　　　　　　　〈検印省略〉

編　　集　　鈴木 みずえ・金盛 琢也

発　　行　　株式会社 日本看護協会出版会

　　　　　　〒 150-0001 東京都渋谷区神宮前 5-8-2 日本看護協会ビル 4 階

　　　　　　〈注文・問合せ／書店窓口〉TEL/0436-23-3271　FAX/0436-23-3272

　　　　　　〈編集〉TEL/03-5319-7171

　　　　　　https://www.jnapc.co.jp

装丁・デザイン　　新井田 清輝

表紙・本文イラスト　　二本柳 舞（訪問看護認定看護師）

印　　刷　　三報社印刷株式会社

©2021 Printed in Japan　　　　　　　　　　　　ISBN 978-4-8180-2344-4